AF522859

Hilfe, ich werde Vater

Der große Papa Ratgeber für Anfänger

Die praxisnahe „Vater werden“ Anleitung, damit nichts schief gehen kann. Inkl. Checklisten für die bestmögliche Vorbereitung auf das Baby

INHALT

Das erwartet Sie in diesem Buch

Sie werden Vater? Ihre Partnerin ist schwanger? Herzlichen Glückwunsch! Bestimmt befinden Sie sich in einem Wechselbad der Gefühle: Überschäumende Vorfreude, Zärtlichkeit für Ihre kleine Familie, Stolz, doch auch verschiedene Unsicherheiten oder Ängste können sich teils im Sekundentakt abwechseln oder sogar clusterartig gleichzeitig auftreten.

Das mag mitunter so wunderschön sein, dass Sie vor Glück zu zerspringen meinen, doch bestimmt auch manchmal so überfordernd, dass Sie am liebsten nur weit weglaufen wollen. Und wenn Sie dann auch noch am eigenen Leibe typische Schwangerschaftsanzeichen wie Gewichtszunahme und Sodbrennen bemerken, könnten Sie durchaus beginnen, sich zu fragen, ob Sie selbst nun auch schwanger sind. Doch seien Sie beruhigt: So geht es nicht nur Ihnen.

Was Sie durchleben, durchlebt nahezu jeder werdende Vater und für all diese Phänomene gibt es Erklärungen und Lösungen. Selbst Männer, die sonst scheinbar unerschütterlich durchs Leben gehen, werden in diesem Prozess mit völlig neuen Emotionen und Gedanken konfrontiert, die alles auf den Kopf stellen können. „Wie soll ich denn ein Kind erziehen, wo ich doch selbst fast noch eines bin?“, ist eine Frage, die man häufig von werdenden Vätern hört, genauso wie die Unsicherheit, ob sie überhaupt in der Lage sein werden, eine Familie zu ernähren.

Sie können sich sicher sein, dass das nicht als Zeichen von Schwäche zu deuten ist – es ist nicht zu leugnen, dass ein Kind zu bekommen eine massive Umstellung des bisherigen Lebens darstellt, die mit unzähligen Unsicherheiten, Unvorhersehbarkeiten und großen Gefühlen einhergeht. Doch anders als die werdende Mutter, die durch die Schwangerschaft bereits einen körperlichen Bezug zu dem Kind hat und den Prozess buchstäblich am eigenen Leibe erlebt, befinden Sie als werdender Vater sich in der Schwebe zwischen einer Position als Außenstehendem und doch direkt Involviertem. Nichtsdestotrotz sind Sie als Vater für das Kind genauso wichtig wie die Mutter und tragen durch Ihr Verhalten maßgeblich zur Entwicklung Ihres Kindes bei!

In vielen Bereichen werden sich die Fragen, die sich Ihnen und Ihrer Partnerin auftun, bestimmt ähneln: Wie wird dieser Mensch sein, der da entsteht? Wie wird das Kind wohl aussehen, welche Eigenschaften wird es von wem geerbt haben? Wie wird sich unser Leben dadurch verändern? Wie werden sich die neuen Elternrollen auf unsere Paarbeziehung auswirken? Doch über die gemeinsamen Belange hinaus gibt es individuelle Themen, die nur Sie in Ihrer Rolle als Vater betreffen, genauso wie es diese auch für die Mutter gibt. In Buchhandlungen und im Internet findet sich eine unüberschaubare Vielzahl an Ratgebern für Schwangere und Mütter und häufig können sich Frauen vor wohlmeinenden Ratschlägen aus ihrem Umfeld über das Leben mit Kind kaum retten.

Doch das Angebot an Literatur für Männer zu diesem Thema ist bisher noch sehr begrenzt – fast als spiele die Perspektive der Männer in diesem Lebensbereich eine untergeordnete Rolle. Bei vielen Männern entsteht dadurch das Gefühl, sie seien allein mit ihren Sorgen und Nöten.

Häufig erzeugt das eine immense Hemmschwelle, die verhindert, dass Männer Austausch über diese Belange mit anderen Leuten suchen, was im schlimmsten Falle schlussendlich dazu führt, dass sie sich zurückziehen und ihre Partnerin mit den Gedanken und Gefühlen, die mit dieser neuen Lebenslage einhergehen, allein lassen. Dieses Buch soll hier Abhilfe schaffen. Es informiert nicht nur über die Entwicklung des Kindes während der Schwangerschaft und dem ersten Lebensjahr, was in dieser besonderen Zeit zu tun ist und wie Sie eine enge Bindung zu

Ihrem Kind aufbauen können, sondern beleuchtet auch die wichtige Frage, wie Sie und Ihre Partnerin Ihre Paarbeziehung unter diesen neuen Umständen gestalten können. Darüber hinaus gibt es Einblick in psychologische Aspekte des Vaterseins, beispielsweise den Umgang mit Verantwortung, das Couvade-Syndrom und natürlich die Relevanz der Gleichberechtigung in der Partnerschaft. Auch über die Schattenseiten des Elterndaseins wie Überlastung, Unvereinbarkeit von Realität und Ideal, Probleme bei der Erziehung oder in der Partnerschaft und was im Falle einer Trennung zu beachten ist, will dieser Ratgeber aufklären.

Seien Sie also beruhigt und lassen Sie sich nicht von Ihren rasenden Gedanken und Sorgen überwältigen. Vater werden ist kein leichtes Unterfangen, aber mit diesem Buch sind Sie für die kommenden Herausforderungen bestens gewappnet, können Ihre Probleme überwinden und die vielen schönen Momente genießen, die Sie mit Ihrem Nachwuchs und Ihrer Partnerin in diesem neuen Lebensabschnitt noch erleben werden.

Das Wunder des Lebens

Erinnern Sie sich daran, wie Sie sich in dem Moment gefühlt haben, als Ihre Partnerin Ihnen unterbreitete, dass Sie beide ein Kind bekommen werden? Konnten Sie das erste Gefühlschaos bereits lichten oder stecken Sie noch mittendrin? Ob lang ersehnt oder überraschend geschehen, eine Schwangerschaft ist immer ein Meilenstein auf dem Weg des Lebens, der die werdenden Eltern mit allerlei Gedanken und Gefühlen konfrontiert, die bis dahin häufig noch gar keinen Platz in der Lebensrealität des Paares eingenommen hatten.

Natürlich mischen sich zu der auftretenden Vorfreude auch Ängste und Unsicherheiten – schließlich kann niemand vorhersehen, wie das Leben mit einem Kind werden wird: Wie sich das Kind entwickeln wird, ob es gesund sein wird, ob die Beziehung der Eltern die Jahre und Jahrzehnte überdauern wird, all das und vieles mehr schwebt wie ein großes Fragezeichen im Raum.

Dazu kommt noch die Umstellung der bisherigen Lebensgewohnheiten, natürlich gehen mit einem Kind auch diverse Einschränkungen der bisherigen Freiheit einher; langes Ausschlafen, zügelloses Nachtleben und wilde Reisen sind mit einem kleinen Kind nicht mehr so ohne weiteres möglich wie bisher. Vielleicht fragen Sie sich auch, ob Sie überhaupt in der Lage sein werden, eine Familie zu ernähren, ob Sie der Verantwortung, einen Menschen großzuziehen, gewachsen sind oder ob Sie dafür überhaupt schon erwachsen genug sind.

Doch auch wenn es anfangs vielleicht so scheinen mag, als müssten Sie auf sämtliche Freiheiten und Hobbies nun gänzlich verzichten, werden Sie bald feststellen, dass Sie auch als Vater noch den meisten Ihrer Vorlieben nachgehen können – sofern Sie sich mit Ihrer Partnerin gut organisieren, ist vieles machbar und je mehr das Kleine heranwächst, umso eigenständiger wird es auch. Und gleichzeitig schenkt Ihnen das Leben mit einem Kind Reichtümer, die durch nichts zu ersetzen sind. All diese kostbaren Momente, begonnen mit der Zeugung und der Schwangerschaft, in der Sie nach und nach die körperliche Veränderung Ihrer Partnerin miterleben werden, bis Sie schließlich unter ihrer gewölbten Bauchdecke die Bewegungen Ihres Kindes spüren können: Anfangs fast unmerklich zart, doch mit der Zeit immer stärker, bis Sie schließlich meinen könnten, Ihr Kind fordere Sie bereits zum Boxkampf heraus. Dann das unvergessliche Erlebnis der Geburt, dieser harte Kampf, nach dessen Ende Sie Ihr Kind zum ersten Male in den Armen halten.

Das Beschnuppern in den ersten Tagen zu dritt, in denen Sie wohl gleichermaßen übermüdet und bezaubert den Geruch und die unvergleichliche Weichheit der Babyhaut kennenlernen werden. Und dann schließlich all die gemeinsamen Momente der folgenden Wochen, Monate und Jahre, in denen Sie Ihr Kind dabei begleiten, wie es sich mehr und mehr die Welt erschließt – tastend, krabbelnd und schließlich auf beiden Beinen laufend.

Sie werden das erste Lachen Ihres Kindes miterleben, die ersten Geh- und Sprechversuche und schließlich, wie aus dem hilflosen Säugling eine immer eigenständigere Persönlichkeit wird, die ihre Meinung kundtut und ihre Bedürfnisse durchsetzt, Freundschaften schließt, Fahrrad fahren und lesen lernt und so vieles mehr. In manchen Momenten werden Sie sich an Ihre eigene Kindheit erinnert fühlen und in anderen Momenten bestimmte Eigenschaften der Mutter des Kindes an ihm wiederentdecken.

Doch nicht zuletzt werden Sie durch ein Kind gänzlich neue Facetten der Liebe kennenlernen, die Sie Ihr Leben lang in sich tragen werden. Auch an Ihrer Partnerin werden Sie ganz neue Seiten kennenlernen. Schon bald nach Beginn der Schwangerschaft werden sich die ersten Veränderungen bemerkbar machen: Die Palette reicht von der allseits berüchtigten Morgenübelkeit, Heißhungerattacken und Gewichtszunahme bis zu hormonell bedingten Stimmungsschwankungen. Vielleicht mag Ihnen so mancher Gefühlsausbruch oder so mancher nächtlicher Überfall auf den Kühlschrank erst einmal befremdlich erscheinen, doch bedenken Sie: Die Umstellung, die der Körper der werdenden Mutter durchmacht, ist enorm! Der gesamte Hormonhaushalt wird auf den Kopf gestellt und sämtliche Körperfunktionen leisten Schwerstarbeit.

Gleichzeitig erfüllt es viele Männer mit Stolz, diese Veränderungen mitzuerleben – schließlich kommen diese ja nicht von ungefähr, sondern gehen damit einher, dass in diesem stetig größer werdenden Bauch ein gemeinsam gezeugtes Kind heranwächst. Auch den körperlichen Wandel während der Schwangerschaft, der sich unter anderem durch die veränderte Spannung der Gesichtshaut und die bald sichtlich größer werdenden Brüste äußert, verfolgen viele Männer mit Begeisterung.

Doch insbesondere, wenn das Kind einmal auf der Welt ist, werden Sie und Ihre Partnerin sich gegenseitig von ganz neuen Seiten kennenlernen. Schließlich sind Sie beide jetzt nicht mehr nur Frau und Mann, sondern auch Mutter und Vater. Sie teilen nun dieses unwiderrufliche Schicksal, das Sie für den Rest des Lebens miteinander verbunden sein lässt, und das Ihnen mit großer Sicherheit so manche Extremsituation bescheren wird – im guten wie im schlechten Sinne.

I. Während der Schwangerschaft

EINE FLUT VON GEDANKEN UND GEFÜHLEN

Es ist völlig normal und selbstverständlich, wenn mit der Nachricht, ein Kind zu bekommen, eine Flut von teils entgegengesetzten Gedanken und Gefühlen über Sie hereinbricht – ob Mann oder Frau, jung oder schon in die Jahre gekommen, beruflich erfolgreich oder nicht, ungeachtet all dessen geht es wohl nahezu allen Menschen dieser Welt erst einmal ähnlich. Freude, Neugier, Zweifel und Zukunftsängste können nahezu sekündlich ineinander übergehen und teils sogar mit voller Wucht geballt über Sie hereinbrechen. Vielleicht sind Sie in einem Moment ganz außer sich vor Begeisterung und Vorfreude und würden im nächsten Moment am liebsten schreiend davonlaufen?

Oder Sie sehen sich vor Ihrem inneren Auge schon mit Ihrem Kind beim Drachen steigen lassen oder Fahrrad fahren, aber erschrecken sich im nächsten Moment vor der Frage, wie man es überhaupt schafft, ein Kind unbeschadet groß genug für derartige Unterfangen zu ziehen. Falls Ihnen diese oder ähnliche Gedanken bekannt vorkommen, können Sie beruhigt sein: Nahezu alle werdenden Väter werden von solcherlei Sorgen geplagt.

Möglicherweise spüren Sie auch Eifersucht in sich aufsteigen, wenn sich bald alles nur noch um Ihre schwangere Partnerin und das noch ungeborene Kind drehen wird und befürchten, dass Sie nach der Entbindung weniger wichtig für Ihre Partnerin werden könnten und sie nur noch Augen für den Säugling hat. Dieses Gefühl kann doppelt belastend werden, wenn es damit einhergeht, dass Sie sich in eine funktionale Versorger-Rolle gedrängt fühlen und den Eindruck bekommen, nur noch für das Überleben der Familie vonnöten, aber weder für Mutter noch Kind als Person von Relevanz zu sein. Auch Sorgen über den Gesundheitszustand des Kindes treten häufig auf – wird das Kind gesund auf die Welt kommen? Könnte es eine Missbildung oder eine Behinderung haben? Werden Mutter und Kind die Geburt gut überstehen? Wird es vielleicht im Laufe seines Lebens Krankheiten entwickeln, die Sie oder Ihre Partnerin ihm vererbt haben könnten oder könnte seine Gesundheit anderweitig beeinträchtigt werden?

Weiterhin werden Sie sich vielleicht auch schon Gedanken über den Verlauf seines Lebens machen. Sowohl Sie selbst als auch Ihre Liebste haben im bisherigen Leben eine Fülle an Erfahrungen durchlaufen, viele gute, aber mit Sicherheit auch einige schlechte, die vielleicht sogar leicht zu verhindern gewesen wären. Deswegen werden Sie es für umso wichtiger erachten, dass Sie Ihr Kind davor bewahren wollen, die gleichen Fehler zu wiederholen, damit es nicht so leiden muss wie Sie zuvor. Wahrscheinlich kennt jeder die zahlreichen Ratschläge der einigen Eltern: „Tu dies nicht“, „Probiere bloß nicht XY aus“, „Du solltest dich lieber auf etwas anderes konzentrieren und diese eine Sache vergessen“. Doch wie oft haben wir in unserem jugendlichen Leichtsinn und unserer Neugier wirklich darauf gehört und diese Ratschläge befolgt?

Wahrscheinlich kaum, nur um dann in vielen Fällen doch festzustellen, dass unsere Eltern tatsächlich Recht hatten. Und obwohl wir vielleicht einen dummen Fehler begangen haben, so haben sie uns doch immer wieder aufgebaut und uns wieder auf die Beine geholfen – wir sind gestärkt daraus hervorgegangen, auch wenn es oft hart war.

Halten Sie sich diese Tatsache also in Zukunft vor Augen, wenn Ihr Kind älter wird. Es wird zwar immer Ihr kleiner Schützling sein, aber trotzdem ist es ein eigenständiger Mensch, der auch Fehler machen muss, um die Hürden des Lebens meistern zu können und charakterlich zu wachsen. Verzweifeln Sie also nicht an der Vorstellung, dass Ihr Kind sich Hals über Kopf in schwierige Situationen stürzen könnte. Der Schlüssel, um diese gemeinsam überwinden zu können, liegt nicht in der vollständigen Kontrolle, sondern in einem vertrauensvollen Umgang und Rückhalt. Machen Sie sich also nicht zu viele Sorgen und konzentrieren sich lieber auf eine gesunde und starke Beziehung zu Ihrem Kind, werden Sie sein Fels in der Brandung – damit helfen Sie ihm am meisten.

Neue Rollen – in der Beziehung sowie in der Gesellschaft

Ein weiterer Punkt, der bei vielen Männern Zweifel auslöst, ist die Frage nach der Gleichberechtigung. Immer weniger Paare streben eine klassische Rollenverteilung an, bei der die Frau den Großteil der Aufgaben an Haus und Kind übernimmt und der Vater die Familie ernährt. In den letzten Jahren zeigte sich vielfach, dass Familien, bei denen das Verhältnis zwischen familiärem und individuell beruflichem Engagement zwischen beiden Elternteilen ausgeglichener war, glücklicher sind und diese ihr Familienleben als erfüllter wahrnehmen.

Bestimmt machen auch Sie und Ihre Partnerin sich Gedanken darüber, wie Sie diese Gleichberechtigung auch als junge Familie leben können. Dabei fühlen sich viele Paare hin- und hergerissen zwischen dem eigentlichen Wunsch nach Loslösung aus den tradierten Rollenverhältnissen (wobei sich Frauen mehr Unabhängigkeit und Perspektive wünschen und Männer mehr Zeit mit ihren Kindern und weniger Erfolgsdruck beruflicher und finanzieller Natur) und der Macht der patriarchalen Gewohnheit. Deshalb ist es also umso wichtiger, dass Sie zu jeder Zeit eine gute Kommunikation mit Ihrer Partnerin pflegen. Welche Bedürfnisse und Wünsche verspürt sie, in welcher Rolle sieht sie sich? Wie sieht es bei Ihnen selbst aus?

Ein klarer Überblick und auch die Findung von Kompromissen sind hier unerlässlich, um die neue Dynamik bestmöglich zu etablieren – schließlich kann keiner der Partner mit Sicherheit davon ausgehen, was der andere möchte und in welcher Rolle er sich wohlfühlt. Setzen Sie sich also am besten schon rechtzeitig zusammen und sprechen über dieses Thema, damit es in der Zeit nach der Geburt nicht zum Gefühlschaos kommt, wenn beide nicht richtig wissen, was ihre eigentlichen Aufgaben sind oder bei bestimmten Sachen zu kurz kommen (Das kann sich sowohl auf die Zeit und den Umgang mit dem Kind als auch auf die berufliche Selbstverwirklichung beziehen).

Versuchen Sie auch, diese Gespräche über den Verlauf der ersten Monate möglichst regelmäßig zu führen, denn selbst wenn Sie die Rollen bereits vor der Geburt klar festgelegt haben, so kann sich das persönliche Gefühl und das Wohlbefinden in dieser Rolle natürlich noch ändern. Nur weil man dachte, dass man darin aufgeht und dass sie sämtliche Bedürfnisse des Elternteils erfüllen kann, so kann das in der Praxis ganz anders aussehen. Seien Sie also ein Stück weit flexibel und lassen sich davon nicht in eine Ecke drängen.

Es kann eine Weile dauern, bis beide Partner die optimale Rollenverteilung gefunden haben, aber dafür lohnt es sich: Sowohl Sie als auch Ihre Partnerin sind ausgeglichener und fühlen sich erfüllt, Sie können beide besser an einem Strang ziehen und haben mehr Kraft dafür, den neuen und erstmal sehr anstrengenden Alltag mit Ihrem kleinen Wunder zu bewältigen.

Aber nicht nur in Hinblick auf die Balance zwischen Familienleben und Karriere ist die richtige Rollenverteilung von Bedeutung. Ein weiterer wichtiger Punkt ist die Handhabung der Erziehung. Auch hier sollten sich beide Elternteile rechtzeitig damit auseinandersetzen, welche Werte dem Sprössling vermittelt werden sollen und wie man sich die Erziehung vorstellt. Hat man dabei einen gemeinsamen Nenner gefunden, sollte man überlegen, welcher Partner welchen Teil der Erziehung übernimmt oder ob beide sie gleichermaßen durchsetzen. Wichtig ist hier, dass Sie sich nicht beeinflussen lassen und zusammenhalten – Kinder sind kleine Manipulationskünstler, wenn es darum geht, ihren Willen zu bekommen. Und auch wenn Sie den kleinen Kulleraugen und dem Schmollmund manchmal schwer widerstehen können werden, so sollten Sie sich stets zuerst mit Ihrer Liebsten unterhalten, bevor Sie nachgeben.

Natürlich sollen und dürfen Sie Ihrem Kind auch Wünsche erfüllen, aber lassen Sie sich nicht gegeneinander ausspielen - gerade, wenn es in Hinblick auf die Erziehung einen strengen Elternteil gibt, der aus Sicht des Kindes wahrscheinlich eher „der/die Böse“ ist und einen Elternteil, der sich eher raushält und dementsprechend die erste Anlaufstelle für Ihren Nachwuchs ist, wenn es ein Verbot nicht akzeptieren möchte. Es werden Zeiten kommen, da fühlen Sie sich hin- und hergerissen zwischen der Rolle des strengen Papas, der ein „Nein“ unter allen Umständen durchsetzen muss und dem vom Kind verzauberten Vater, der es einfach nicht traurig oder aufgebracht sehen kann und ihm am liebsten jeden Wunsch von den Augen ablesen würde.

Hier müssen Sie aber auch unbedingt mit Ihrer Partnerin an einem Strang ziehen und dem Kind gegenüber eine geschlossene Einheit bilden, nicht ein einseitiges Konstrukt, was viel Angriffsfläche bietet. Letzteres würde wiederum dazu führen, dass einerseits das Verhältnis zu Ihrer Partnerin leidet, da Sie sich nicht aufeinander verlassen könnten und ein Partner dem anderen und dessen Vorgaben in den Rücken fällt.

Andererseits leidet so auch das Verhältnis des Kindes zu dem einen Elternteil, der die strengere Rolle übernimmt. Wenn es merkt, dass es bei diesem nicht weiterkommt und nur zu dem anderen Teil gehen muss, um sich durchzusetzen, dann wird es zu Ersterem eine viel schwächere Bindung aufbauen, da er als alleiniger Spielverderber dasteht und mit dem anderen nicht mithalten kann. Halten Sie also als Paar weiterhin zusammen, reden Sie viel miteinander und arbeiten gemeinsam auf das Ziel hin, ihr Kind bestmöglich großzuziehen und dabei selbst ein erfülltes Leben zu führen.

Sie sind nicht allein!

Die LBS-Familien-Studie „Übergang zur Elternschaft" aus dem Jahre 2001 hat einige dieser Befürchtungen werdender Väter gesammelt und veröffentlicht. Einige dieser Resultate sind hier für Sie anschaulich zusammengetragen worden:

- 51 Prozent der Männer haben „etwas" Angst vor einer Missbildung des Kindes. Immerhin 21 Prozent der Männer haben davor sogar „starke" Angst.
- 58 Prozent der Männer haben „etwas" Angst, ihrer Frau bei der Geburt nicht richtig beistehen zu können. 31 Prozent der Männer gaben an, „starke" Angst davor zu haben, die Schmerzen der Frau hilflos mit ansehen zu müssen.
- „Starke" Angst, selbst bei der Geburt in Ohnmacht zu fallen, haben dagegen nur zwei Prozent der Männer. 79 Prozent der Männer kennen diese Angst „gar nicht".
- Drei Jahre nach der Geburt des Kindes gaben 90 Prozent der Männer an, dass sich die Zeit der Partner füreinander deutlich verringert habe. 66 Prozent erklärten, dass die Aufmerksamkeit und Zuwendung von Seiten der Partnerin weniger geworden sei.
- 23 Prozent der Väter gaben an, dass sie sich häufig Sorgen machen, ob die Familie mit dem Geld auskommt. Für 21 Prozent der Männer ist es eine Belastung, allein für das Einkommen der Familie zuständig zu sein.
- Lediglich ein Prozent der Männer erklärte, dass sie manchmal zweifeln, ob die Entscheidung für ein Kind richtig gewesen ist.

Wie Sie sehen, sind Sie mit Ihren Überlegungen nicht allein. Wichtig ist also, dass Sie diesen Gedanken und Gefühlen ihren Raum geben! Nehmen Sie sich Zeit dafür, sich intensiv mit diesen Themen auseinanderzusetzen – wenn Sie sich jetzt über Ihre Gefühle im Klaren sind, wird es

Ihnen auch in den turbulenteren Tagen, wenn das Baby auf der Welt ist, leichter fallen, die mitunter auftretenden Fluten widersprüchlicher Emotionen für sich zu sortieren.

Außerdem wird es Ihnen auf diese Weise leichter fallen, mit Ihrer Partnerin über all diese Fragen zu sprechen – zum einen, weil Sie Ihre Gedanken und Gefühle klarer in Worte fassen können werden, zum anderen, weil Sie dadurch auch zu mehr Empathie ihr gegenüber in der Lage sein werden. Gerade in einer Extremsituation wie einer Schwangerschaft ist gute und offene Kommunikation ein entscheidender Faktor, der maßgeblich dazu beitragen kann, wie die Dinge ihren Lauf nehmen. Nicht nur mit Ihrer Partnerin können Sie sich über das austauschen, was in Ihnen vorgeht – wäre es nicht interessant, von Ihrem eigenen Vater zu erfahren, wie er sich damals fühlte, als er stand, wo Sie jetzt stehen?

Und sofern sich in Ihrem Freundeskreis noch weitere (werdende) Väter befinden, kann auch hier ein Austausch sehr hilfreich sein. Auch wenn es Ihnen anfangs schwerfallen mag, vor Freunden, Familienmitgliedern oder Ihrer Partnerin über Ihre Gefühle und Sorgen zu sprechen und Sie eher dazu tendieren, solche Themen mit sich selbst abzuhandeln: Es lohnt sich! Sie werden merken, wie viel besser Sie sich danach fühlen werden und darüber hinaus stärken solche offenen Gespräche jede Beziehung (egal, ob freundschaftlicher, familiärer oder sonstiger Natur).

ÜBER VERÄNDERUNG UND VERANTWORTUNG

Alles wird anders: Fluch und Segen

Wie fühlen Sie sich, wenn Sie an die Verantwortung denken, die Sie in Zukunft übernehmen müssen? Und an die Veränderungen, denen sich Ihr Lebenswandel unterziehen wird? Manchen Menschen fällt es leicht, Veränderungen in ihrem Leben vorzunehmen und gewohnte Abläufe und Verhaltensweisen durch neue zu ersetzen, anderen wiederum verlangt dies deutlich mehr ab. Wenn Sie zu den Letzteren zählen, bedeutet das allerdings in keinem Falle, dass Sie als Vater weniger geeignet sein werden! Sowohl Veränderungsfreudigkeit als auch Liebe zur Stabilität hat ihre Vor- und Nachteile, die Sie, je nachdem, was Ihrem Charakter eher entspricht, für sich und Ihre Situation nutzen können.

Natürlich ist es nicht von der Hand zu weisen, dass ein Kind zu bekommen mit massiven Veränderungen einhergeht. Doch Sie sind nicht allein in dieser Situation und Sie werden erstaunt sein, wie schnell Sie sich an den neuen Alltag mit Baby gewöhnen werden. Bestimmt haben Sie auch schon von einigen Eltern gehört, dass sie sich gar nicht mehr richtig daran erinnern können, wie sich das Leben ohne Kinder angefühlt hat. Das menschliche Gehirn ist extrem anpassungsfähig und zudem von der Natur darauf ausgelegt, die Versorgung eines Säuglings gewährleisten zu können. Doch selbstverständlich ist es damit nicht getan – es wäre ja zu einfach, wenn die biochemisch vorherbestimmten Abläufe jeden Zweifel beseitigen könnten.

Aber lassen Sie sich davon nicht einschüchtern – natürlich beginnt ein neuer Abschnitt Ihres Lebens, aber es ist nicht so, als ob Ihr vorheriges Leben und Ihr vorheriges Ich mit der Vollendung der Geburt Ihres Kindes für immer verloren sind und Sie komplett von Null anfangen müssen. Die erste Zeit wird natürlich sehr turbulent, alles überschlägt sich und vor lauter Stress und Übermüdung rücken die Freuden des Alltags und Ihre Hobbies zunehmend in den Hintergrund.

Doch das heißt nicht automatisch, dass das auch so bleiben muss. Sind die ersten Wochen und Monate erst einmal verstrichen und Sie haben sich an die neue Situation gewöhnt, dann haben Sie auch wieder Platz in Ihrem Kopf, darüber nachzudenken, wie Sie sich selbst wieder mehr Gutes tun und wieder mehr in die Gesellschaft eintauchen können: Sie und Ihre Partnerin sind schließlich immer noch eigenständige

Menschen, nicht nur noch Eltern. Natürlich steht Ihr Kind nun im Mittelpunkt, aber es sollte nicht zu hundert Prozent Ihr Leben ausfüllen, sodass Sie sich selbst komplett in dieser Aufgabe verlieren. Es lässt sich immer etwas organisieren, damit Sie ab und zu für ein paar Stunden die Scheuklappen, die das Elterndasein oft mit sich bringt, ablegen und wieder die Welt um sich herum wahrnehmen können.

Sie sind auch als Vater immer noch in Ihrer Vergangenheit verankert, selbst nach den zahlreichen Veränderungen, die bereits begonnen haben. Ihre Ansichten und Gewohnheiten werden sich mit Sicherheit verschieben, aber nur, weil Sie mit Ihren Freunden nicht mehr jedes Wochenende um die Häuser ziehen, heißt das nicht, dass Sie nie wieder Spaß zusammen haben können. Denn im Grunde ist das nur eine vorübergehende Einschränkung – das Kind wird schließlich größer werden und wenn Sie sich mit Ihrer Partnerin gut organisieren und faire Absprachen finden, die Ihnen beiden regelmäßig eine Auszeit vom Familienalltag einräumen, müssen Sie auch auf das Feierabendbier, den Konzertbesuch oder sonstige Freizeitbeschäftigungen nicht auf ewig verzichten.

Seien Sie also offen für diese Veränderungen, denn sie bedeuten nicht, dass sich alles zum Schlechten wendet und Sie zu einem regelrechten Vater-Zombie mutieren, der alles, was außerhalb seines Familienlebens passiert, vergisst. Bleiben Sie standhaft und sehen Sie zuversichtlich nach vorn, denn es warten auch viele schöne neue Eindrücke auf Sie. Sie werden zahlreiche neue Leute kennenlernen, Freude an neuen Hobbies finden und neue Seiten an sich kennenlernen, die Sie zuvor nie gesehen hätten.

Verantwortung übernehmen – was heißt das eigentlich?

Selbstverständlich fällt der Abschied von der bisherigen Freiheit trotzdem schwer und der Gedanke, die Abende nun künftig zu Hause mit breiverschmiertem Hemd, Spuckwindel auf der Schulter und sabberndem Säugling im Arm zu verbringen, während Ihre Freunde in den Bars ihre juvenile Unabhängigkeit zelebrieren, kann schmerzhaft sein. Doch der eigentliche Kern der Verantwortung liegt woanders: Verantwortung ist die Fähigkeit, eine Entscheidung zu treffen und alle Konsequenzen dieser Entscheidung in vollem Umfang zu tragen.

Verantwortung bedeutet also keineswegs, dass es nur einen einzigen richtigen Weg gibt, wie man als Familie zu leben und sich zu verhalten hat und diesen unbedingt befolgen muss, wenn man sich nicht der Verantwortungslosigkeit bezichtigen lassen möchte, sondern setzt voraus, dass man zwar lebt, wie man es für richtig hält – aber eben nur so, wie man es auch wirklich für richtig hält.

CO-SCHWANGERSCHAFT: DAS COUVADE-SYNDROM[i]

„Bin ich etwa schwanger?"

Bestimmt konnten Sie an Ihrer Partnerin schon das eine oder andere typische Schwangerschafts-Anzeichen erkennen – ob morgendliche Übelkeit bis hin zum Erbrechen, Stimmungsschwankungen, plötzliche Müdigkeitsanfälle oder Heißhungerattacken mit der Gewichtszunahme als logische Konsequenz: In unterschiedlicher Ausprägung treten einige dieser Symptome wohl bei nahezu allen schwangeren Frauen auf. Doch was, wenn Sie plötzlich dieselben Symptome an sich wahrnehmen?

Die solidarische Co-Gewichtszunahme ist wohl eines der am weitesten verbreiteten Phänomen unter werdenden Vätern (schließlich ist die verbindende Kraft eines gemeinsamen nächtlichen Überfalls auf die Schokoladenschublade auf keinen Fall zu unterschätzen und hat sich vielmals bewährt, auch wenn diese Methode zur Stärkung einer Beziehung noch nicht als wissenschaftlich anerkannt gilt), doch einige Männer bemerken auch andere typische Schwangerschaftsanzeichen wie Verdauungsstörungen, Appetitveränderungen, Müdigkeit und Kopfschmerzen am eigenen Leibe, sobald ihre Partnerin schwanger ist. Auch psychische Veränderungen wie Schlaflosigkeit, Stimmungsschwankungen, Albträume, vermehrte Rührseligkeit oder aber erhöhte Reizbarkeit tritt bei manchen Männern auf. Vielleicht haben ja auch Sie schon solche Veränderungen an sich wahrgenommen? Sollte das der Fall sein, müssen Sie sich keine Sorgen machen – was Ihnen widerfährt erleben viele Männer und dieses Phänomen namens Couvade-Syndrom wurde auch wissenschaftlich untersucht.

Was ist das Couvade-Syndrom?

Der Begriff Couvade-Syndrom (von französisch *couver,* ausbrüten) kam im 19. Jahrhundert auf und stammt ursprünglich aus der Ethnologie. Er wurde eingeführt, als Wissenschaftler begannen zu untersuchen, mit welchen Ritualen sich Männer und Frauen anderer Kulturen auf die Geburt eines Kindes vorbereiten. So manche der beobachteten Praktiken mag für die Forscher der damaligen Zeit möglicherweise befremdlich gewirkt haben, wie beispielsweise, dass sich Männer in manchen Kulturen zu simulierten Geburten in Gebärhütten zurückzogen oder sich umsorgen ließen, als seien sie selbst schwanger.

Diese Bräuche stehen natürlich in einem krassen Gegensatz zu der hierzulande jahrzehntelang vorherrschenden Norm, bei der die (zukünftige) Vaterschaft kaum besonders beachtet wurde. Als allerdings in den 1950er Jahren vermehrt Fallberichte von werdenden Vätern, die über typische Schwangerschaftssymptome wie Morgenübelkeit oder Bauchschmerzen klagten, auftauchten, wurde das Phänomen eingehender untersucht.

Im Jahre 1965 wurde schließlich erstmals von den britischen Psychiatern William Trethowan und Michael Conlon der Begriff „Couvade-

Syndrom" in diesem Kontext genutzt und findet dafür seither allgemeine Verwendung. Leider wurde bisher noch wenig dazu geforscht, weshalb es auch noch keine zuverlässigen Daten darüber gibt, wie hoch der Prozentsatz der betroffenen Männer tatsächlich ist. Die Ergebnisse der wenigen existieren Studien variieren stark, doch vermutlich gibt es gerade bei diesem Phänomen eine hohe Dunkelziffer, da den meisten Menschen nicht einmal bekannt ist, dass es das überhaupt gibt.

So vermuten die meisten Männer die Ursache für ihr Leiden eher in anderen Gründen, wie z. B. Überarbeitung oder Stress. Zudem verschweigen viele Männer das Auftreten dieser Symptome aus Scham oder der Befürchtung, man könne sie für unmännlich halten.

Was passiert beim Couvade-Syndrom und wieso entsteht es?

Doch wie lässt es sich erklären, dass diese Symptome bei werdenden Vätern auftreten? Wirkt sich die Schwangerschaft etwa auch auf den männlichen Hormonhaushalt aus? Tatsächlich lautet die Antwort: Ja! Im Jahre 2000 untersuchten kanadische Forscherinnen die Hormonwerte von Paaren, die ein Kind erwarteten und stellten dabei fest, dass bei Männern der Prolaktinspiegel deutlich anstieg. Das Prolaktin, das umgangssprachlich auch als „Milchhormon" bezeichnet wird, reguliert bei Frauen den Zyklus und während der Schwangerschaft das Wachstum der Brüste sowie die Produktion der Muttermilch. Auch bei Männern ist dieser Botenstoff in geringem Maße vorhanden und steigt während der Schwangerschaft parallel zu dem ihrer Partnerinnen an. Dabei wurde auch festgestellt, dass Probanden mit höherem Prolaktinspiegel auch über ausgeprägtere Couvade-Symptome klagten.

Der Testosteronspiegel hingegen stellte sich als niedriger als der von kinderlosen Männern heraus. Das lässt sich allerdings nicht nur durch die Schwangerschaft erklären, sondern auch dadurch, dass Männer, die in festen Partnerschaften leben, generell niedrigere

Testosteronwerte aufweisen als Singles. Der Anthropologe Lee Gettler zeigte in einer Langzeitstudie aus dem Jahr 2012, dass dieser Wert auch nach der Geburt des Kindes auf einem niedrigeren Level verharrt, insbesondere dann, wenn die Männer viel Zeit mit ihren Kindern verbringen. Evolutionsbiologen gehen davon aus, dass der niedrigere Testosteronspiegel sich positiv auf das Verantwortungsgefühl und die Treue der Männer auswirkt, allerdings sind diese Vermutungen noch nicht abschließend bestätigt. Allerdings fand die Psychologin Alison Fleming von der University of Toronto heraus, dass Männer mit höheren Prolaktin- und niedrigeren Testosteronwerten sensibler und mitleidiger auf Babyschreie reagieren.

Alles ganz normal!

Seien Sie also unbesorgt, wenn Sie während der Schwangerschaft Ihrer Partnerin körperliche oder psychische Veränderungen an sich wahrnehmen – das ist völlig normal und betrifft mehr Männer, als Sie vielleicht vermutet hätten. Fragen Sie doch einmal unter Männern in Ihrem Freundes- und Bekanntenkreis herum!

Vielleicht kennen auch sie Männer, die darunter zu leiden hatten, ohne aber über das Couvade-Syndrom Bescheid zu wissen – und vielleicht können Sie ja dem einen oder anderen unter ihnen im Nachhinein eine andere Perspektive auf das Erlebte geben. Viele Männer empfinden es als beruhigend, wenn sie erfahren, dass diese Veränderungen nicht nur weit verbreitet, sondern auch biologisch erklärbar sind und noch dazu evolutionär eine wichtige Rolle spielen.

BEDÜRFNISSE DER SCHWANGEREN FRAU

Alles steht Kopf

Die Wochen vergehen, die Schwangerschaft nimmt ihren Lauf und mit der Zeit wächst nicht nur der Bauch Ihrer Partnerin, sondern auch diverse andere Veränderungen stellen sich ein. Natürlich stellen diese neuen Umstände jede Beziehung auf die Probe, wenn sich zu den ohnehin auftretenden Sorgen und Fragen auch noch Stimmungsschwankungen, Reizbarkeit und irrational erscheinende Gefühlsausbrüche gesellen. Doch bedenken Sie: Der Körper Ihrer Partnerin leistet Schwerstarbeit, und ihr Hormonhaushalt ist in hellem Aufruhr.

Bestimmt hat auch sie mit unliebsamen Begleiterscheinungen wie Übelkeit, Kopfschmerzen, ständiger Müdigkeit und Gefühlschaos zu kämpfen. Dazu kommen möglicherweise noch Appetitlosigkeit oder aber Heißhungerattacken. Es ist verständlich, dass Sie beide davon zunächst überfordert sein werden. Sie mögen Ihre Partnerin, so wie Sie sie bereits seit langer Zeit kennen und lieben, an manchen Tagen kaum wiedererkennen und das mag sehr befremdlich sein.

Bedenken Sie jedoch, dass es ihr nicht anders geht: Sie erkennt sich beziehungsweise den eigenen Körper nicht wieder. Vieles ist nicht mehr so, wie es einmal war. Liebte sie früher beispielsweise den Geruch von frisch gebrühtem Kaffee am Morgen, so wird ihr nun sofort speiübel, wenn sie ihn riecht. Und um diese neuen Gegebenheiten zu akzeptieren und zu verarbeiten, dass es vielleicht nie wieder wird wie zuvor und sie es nie wieder so genießen kann, benötigt es viel Zeit und wahrscheinlich auch die ein oder andere Träne.

Auch das ehemalige Leibgericht mag nun lange nicht mehr die Freude auslösen, die es vor einem Jahr noch tat. Dafür sehen vielleicht Sachen, die zuvor für Stirnrunzeln oder einen Gesichtsausdruck voller Ekel sorgten, auf einmal doch ganz appetitlich aus und Ihre Liebste fragt sich, wie sie nur so lange darauf verzichten konnte. Seien Sie also geduldig und einfühlsam während der Schwangerschaft – Ihre Frau hat so viel zu verarbeiten und befindet sich innerlich in ständigem Chaos, da kann sie jede Unterstützung dringend gebrauchen.

„Nur“ die Hormone?

Natürlich sind all diese Symptome allseits bekannt und werden daher von Außenstehenden gerne wissend belächelt oder gar abgetan. Doch bedenken Sie, wie Ihre Frau sich fühlen wird, wenn Sie ihr den Eindruck vermitteln, Sie nehmen ihre Befindlichkeiten nicht mehr richtig ernst und schieben alles auf die Schwangerschaft oder die Hormone. Generationen von werdenden Vätern bekamen den gut gemeinten, doch völlig respektlosen Rat zu hören, man solle die schwangere Frau „einfach keifen lassen“ und „auf Durchzug stellen“, wenn sie eine Unzufriedenheit äußert.

In manchen Fällen mag es gewiss so sein, dass die hormonelle Umstellung und Müdigkeit die Reizbarkeit erhöhen und dadurch irrationales Verhalten befördern könnten. Doch gehen Sie nicht davon aus, dass Ihre Partnerin ohnehin nicht mehr Herrin über ihre Sinne ist und daher jede kritische Aussage von vorneherein ignoriert werden kann! So manche Unstimmigkeit, die möglicherweise schon vor der Schwangerschaft im Verborgenen die Beziehung begleitete, wird in dieser Zeit offenkundig.

Tritt dieser Fall ein, sollten Sie sich glücklich schätzen: Denn nun haben Sie die Möglichkeit, gemeinsam an Ihrer Beziehung und Ihrer Kommunikation zu arbeiten, bevor der Alltag mit Kind seinen eigenen Rhythmus vorgibt, in dem für solche Gespräche oft Zeit und Kraft fehlen. Nutzen Sie also diese Zeit, um Ihre Partnerin noch einmal auf einer tieferen Ebene kennenzulernen.

Das stärkt nicht nur die Verbundenheit, die für das Elterndasein eine unabdingbare Grundvoraussetzung ist, sondern hilft Ihnen beiden auch, eine Art der offenen Kommunikation zu etablieren, die Ihnen in künftig bevorstehenden Belastungszeiten eine wichtige Stütze sein wird. Zudem sei gesagt, dass Ihre Partnerin zwar schwanger ist, aber nicht krank. Bei vielen Frauen löst es Frustration aus, wenn sie sich während der

Schwangerschaft plötzlich nicht mehr für voll genommen fühlen. Häufig zieht das nach sich, dass die Frauen sich noch unzufriedener fühlen und das noch stärker äußern als zuvor – wenn Sie als Mann daraufhin mit Rückzug statt offener Kommunikation reagieren, wird sich diese problematische Dynamik immer weiter festschrauben und das kann jede Beziehung innerhalb weniger Wochen gänzlich zerrütten.

Andere Frauen wiederum reagieren mit Resignation und versuchen, ihre Unzufriedenheiten mit sich selbst auszumachen oder gar die Wurzel allen Übels bei sich selbst zu sehen. Es liegt auf der Hand, dass dieser Weg weder für die Frau selbst noch für die Beziehung gesund sein kann – aus diesen unterdrückten Gefühlen entstehen oft Depressionen, die das Zusammenleben und die Entwicklung des Kindes nachhaltig negativ beeinflussen können. Nehmen Sie also die Empfindungen Ihrer Partnerin ernst, auch wenn sie Ihnen noch so wechselhaft oder irrational erscheinen mögen. Im besten Falle werden Sie beide daran wachsen und im Nachhinein über so manche dieser Themen herzhaft lachen.

Die Ernährung in der Schwangerschaft

Natürlich wird Ihre Partnerin in der Schwangerschaft viele bisherige Gewohnheiten umstellen müssen. Dazu zählt bekanntlich auch die Ernährung, denn eine ausgewogene und abwechslungsreiche Ernährung ist für das Wohlergehen von Mutter und Kind essenziell.

Während manche Nahrungs- und Genussmittel dem ungeborenen Kind besonders guttun, gibt es natürlich auch welche, von denen abgeraten wird. Hier finden Sie eine Übersicht, welche Nahrungsmittel in der Schwangerschaft vermieden werden und welche einen bevorzugten Platz im Speiseplan einnehmen sollten.

Das tut Mutter und Kind besonders gut[ii]:

Folsäure: Insbesondere im ersten Trimester ist Folsäure ein unerlässlicher Bestandteil der Ernährung. Viele Frauen nehmen während der

Schwangerschaft auch folsäurehaltige Präparate ein. Bei Kinderwunsch wird sogar empfohlen, mit der Einnahme bereits vor der Schwangerschaft zu beginnen. Die Folsäure ist vor allem dafür verantwortlich, dass sich das Neuralrohr des Kindes gänzlich schließt – so werden Fehlbildungen an Gehirn oder Nervensystem sowie ein offener Rücken vermieden. Auch Fehl- oder Frühgeburten, Herzfehler, Lippen-Gaumen-Spalten oder Harnwegsdefekte stehen in Zusammenhang mit Folsäuremangel. Daher wird eine tägliche Dosis von mindestens 400 µg empfohlen. Besonders folsäurehaltig sind vor allem grüne Blattgemüse wie z. B. Spinat, Rosenkohl, Feldsalat, Grünkohl, aber auch grüne Erbsen, Hasel-/Walnüsse, Haferflocken, Erdbeeren, Orangen oder Lachs.

Jod: Da die werdende Mutter einerseits mehr Jod ausscheidet als gewöhnlich, andererseits auch vermehrt Schilddrüsenhormone produziert, steigt der Jodbedarf in der Schwangerschaft an. Die ausreichende Deckung des Jodbedarfs ist wichtig für eine gesunde Entwicklung der Schilddrüse und zur Vermeidung von Autoimmunerkrankungen. Neben Jodsupplementen enthalten insbesondere Milch, Milchprodukte und Seefisch besonders viel Jod. Seefisch enthält auch wertvolle Omega-3-Fettsäuren und sollte daher ein- bis zweimal pro Woche auf dem Speiseplan stehen!

Eisen: Durch die vermehrte Blutbildung steigt auch der Eisenbedarf der werdenden Mutter. Hier leisten Hülsenfrüchte, Fleisch, Vollkornprodukte, Hirse, Rote Bete oder Brokkoli Abhilfe. Da Vitamin C die Aufnahme von Eisen unterstützt, sollten eisenhaltige Nahrungsmittel möglichst mit „Vitaminbomben“ wie Kohlgemüse, Paprika oder auch Obst, beispielsweise Orangen, kombiniert werden.

Bei diesen Nahrungsmitteln ist Vorsicht geboten:

Rohe tierische Lebensmittel: Von nicht durchgegartem Fleisch sowie rohen Eiern und Fisch sollten schwangere Frauen die Finger lassen. Das gilt natürlich auch für verarbeitete Produkte, in denen diese enthalten sind, wie z. B. Mayonnaise, Sushi oder Rohwurst. Hier könnten Salmonellen oder Listerien angesiedelt sein, die dem ungeborenen Kind schaden würden und in schlimmen Fällen sogar Fehl- oder Totgeburten auslösen können.

Mit Erde behaftete Nahrungsmittel: Salate oder Kartoffeln, an denen noch Erde haftet, sollten immer gut gewaschen werden! Hier besteht das Risiko einer Toxoplasmose-Übertragung. Übrigens geht ein besonders hohes Toxoplasmose-Risiko auch von Katzen bzw. deren Ausscheidungen aus. Falls Sie eine Katze haben, sollten während der Schwangerschaft also besser Sie die Reinigung des Katzenklos übernehmen.

Koffeinhaltige Getränke: In moderaten Mengen gilt Koffein in der Schwangerschaft als unbedenklich. Mehr als drei Tassen pro Tag sollte Ihre Partnerin allerdings nicht trinken.

Alkohol: Auf Alkohol sollte während der Schwangerschaft gänzlich verzichtet werden. Schon in kleinen Mengen kann er bei dem ungeborenen Kind massive bleibende Schäden hinterlassen. Zwischen der dritten und der zehnten Schwangerschaftswoche verursacht Alkohol hauptsächlich Fehlbildungen und -funktionen an den Organen, ab der 10. Woche entstehen hauptsächlich neuronale Schäden.

Die Nervenbahnen im Gehirn vernetzen sich unter Einfluss von Alkohol nicht korrekt, sodass lebenslange kognitive Schäden zurückbleiben können. Auch das Körperwachstum kann massiv beeinträchtigt werden. Verleiten Sie Ihre Partnerin also auf keinen Fall dazu, während der Schwangerschaft Alkohol zu trinken – auch nicht „nur ein Schlückchen". Vielleicht wollen Sie sogar während dieser Zeit diesen Verzicht mit ihr gemeinsam ausüben, um es für sie einfacher zu gestalten und auch Ihrem Körper mit dieser Auszeit etwas Gutes zu tun?

Zigaretten: Auch Zigaretten sind während der Schwangerschaft absolut tabu – das gilt im Übrigen auch für passives Rauchen. Das Nikotin kann den Fötus in seiner Entwicklung massiv beeinträchtigen. So kommen Kinder von Raucherinnen häufig mit deutlich niedrigerem Gewicht zur Welt. Auch weitere Entwicklungsschäden wie Atemwegserkrankungen oder Verhaltensauffälligkeiten können auftreten, in schlimmen Fällen sogar Fehl-, Früh- und Totgeburten oder plötzlicher Kindstod. Falls Sie Raucher sind, gilt auch für Sie: Rauchen Sie auf keinen Fall in der Nähe Ihrer schwangeren Partnerin, schon gar nicht in geschlossenen Räumen. Nicht nur, da Sie ihr dadurch möglicherweise den Verzicht erschweren, sondern vor allem, weil Passivrauchen in der Schwangerschaft genauso schädlich ist wie aktives Rauchen. Auch für Ihre Gesundheit wäre ein solidarischer Verzicht nur von Vorteil - Ihre Partnerin würde es Ihnen bestimmt hoch anrechnen.

...und der Körper?

Jede Schwangerschaft ist anders und so gibt es keine allgemeingültige Gebrauchsanweisung, wie mit schwangeren Frauen umgegangen werden soll. Manche Frauen strotzen nur so vor Energie und fühlen sich so wohl in ihrer Haut wie nie zuvor, andere Frauen haben mit Müdigkeit und Unwohlsein zu kämpfen und tun sich schwer damit, die körperlichen Veränderungen zu akzeptieren.

Insbesondere die Gewichtszunahme kann für manche Frauen eine psychische Belastung darstellen, vor allem für diejenigen, die sehr hohe Ansprüche an sich selbst stellen. Doch in diesem Falle können Sie ihr eine große Hilfe sein! Sehen Sie sich den Körper Ihrer Partnerin an und wie er sich in diesen Wochen und Monaten verändert hat – die Wölbung des Bauches und der Brüste, die stärkere Durchblutung der Haut und das voller werdende Haar sind das Resultat Ihrer (körperlichen) Liebe. Jedes Gramm, das an ihrem Körper wächst, kommt Ihrem gemeinsamen Kind zugute. Zeigen Sie ihr, dass Sie stolz auf sie und ihre Veränderung sind. Bestärken Sie sie darin, ihren Gelüsten nachzugehen, denn auf diesem

Wege holt sich ihr Körper, was er braucht. Selbst wenn sie anfangs schnell zunimmt, warten Sie ihr auf keinen Fall mit gut gemeinten Ratschlägen oder gar Diätplänen auf – sollte es medizinische Bedenken geben, wird ihr Frauenarzt sie darauf hinweisen. Doch davon abgesehen: Genießen Sie diese Zeit gemeinsam! Geben Sie sich mit ihr diesem Sinnesrausch hin, kochen und essen Sie gemeinsam und verbringen Sie viele gemeinsame Stunden im Bett oder auf dem Sofa. Wenn sie sich müde fühlt oder sie Kopf- oder Rückenschmerzen hat, können Sie sie mit einer Massage verwöhnen, und wenn Ihnen beiden der Sinn danach steht, können Sie auch während der Schwangerschaft Sex haben.

SEXUALITÄT IN DER SCHWANGERSCHAFT

Viele Männer haben die Sorge, während der Schwangerschaft gänzlich auf Sex verzichten zu müssen. Die gute Nachricht ist: Während einer gesunden Schwangerschaft können Sie genauso mit Ihrer Partnerin schlafen wie zuvor. Sie müssen sich keine Sorgen machen, dass Sie Ihr Kind dadurch in Gefahr bringen könnten oder gar, dass es Ihren Penis spüren könnte, denn es ist durch die Gebärmutter, das Fruchtwasser und die umliegenden Muskeln bestens geschützt.

Es kann zwar passieren, dass sich beim Orgasmus der Bauch der Frau verhärtet und die Gebärmutter pulsiert, doch auch davon geht keine Gefahr für das Kind aus. Allerdings verändert sich mit dem Körper auch die Sexualität der Frau. Nachfolgend wird beschrieben, wie sich die sexuellen Bedürfnisse in den jeweiligen Trimestern (Abschnitten zu je drei Monaten) verändern.

Monat 1 - 3

Wie wir bereits wissen, haben Frauen gerade in den ersten drei Schwangerschaftsmonaten häufig mit Müdigkeit, Übelkeit und Schmerzen zu kämpfen, was sich natürlich nicht unbedingt beflügelnd auf die Libido auswirkt. Bei vielen Frauen entsteht stattdessen ein erhöhtes Bedürfnis nach Zärtlichkeit und Nähe. Respektieren Sie dieses Bedürfnis unbedingt! Setzen Sie sie auf keinen Fall unter Druck, auch wenn ihre lustlose Phase länger andauern sollte.

Denn ihre körperliche Verfassung wird sich unweigerlich wieder wandeln, doch der Schaden, den Sie ihr und Ihrer Beziehung zufügen würden, wenn Sie sie unter Druck setzen, kann sehr nachhaltig sein und ist nicht dagegen aufzuwiegen. Nutzen Sie diese Zeit also, um weitere Arten der Nähe auszukosten – streicheln, küssen und massieren Sie Ihre Partnerin und kuscheln Sie mit ihr. Das kann für beide Beteiligten sehr schön sein und das Vertrauen stärken.

Monat 4 - 6

Nach den ersten Monaten verflüchtigen sich meistens auch die unliebsamen Begleiterscheinungen der Schwangerschaft. Nun beginnt eine Zeit, die viele Frauen als die Blütephase ihres sexuellen Lebens beschreiben! Denn die Hormone sorgen dafür, dass die Geschlechtsteile stärker durchblutet und somit empfindsamer werden. Auch an Brüsten und Brustwarzen werden Berührungen in dieser Zeit deutlich intensiver wahrgenommen und meistens ist der Bauch auch noch nicht so stark gewachsen, dass er im Weg wäre.

Dafür lassen die volleren Rundungen so manche Frau regelrecht in ihrer Weiblichkeit aufblühen, was nicht nur ihnen ein völlig neues Körperbewusstsein verleihen kann, sondern bestimmt auch eine gewisse Anziehungskraft auf Sie nicht verfehlt. Darüber hinaus müssen Sie sich über Verhütung jetzt absolut keine Gedanken machen und können den Moment vollkommen genießen.

Monat 6 - 9

Nun, da die Schwangerschaft allmählich ihrem Ende entgegenschreitet, können auch die körperlichen Beschwerden wieder zunehmen. Nicht nur, da der Bauch größer wird und allmählich bei einigen Positionen (wie z. B. der Missionarsstellung) im Weg sein kann, sondern da auch Rückenschmerzen und die zunehmend eingeschränkte Beweglichkeit die sexuelle Abenteuerlust hemmen können. Vor allem gegen Ende der Schwangerschaft bedeutet schon ein einfaches Umdrehen im Liegen einen massiven Kraftaufwand, der häufig auch von entsprechendem Ächzen und Stöhnen begleitet wird.

Wenn Sie und Ihre Partnerin diesen etwas umständlichen Voraussetzungen allerdings mit Humor und Kreativität begegnen, werden auch Sie Mittel und Wege finden, Ihre Sexualität auszuleben. Versuchen Sie es doch mal von der Seite oder von hinten! Der Kreativität sind keine Grenzen gesetzt und somit steht bis zum Ende der Schwangerschaft lustvoller Zweisamkeit nichts im Wege. Allerdings sollten Sie gerade gegen Ende der Schwangerschaft Rücksprache mit einem Arzt halten, ob es medizinische Bedenken geben könnte. Denn sobald sich der Muttermund öffnet, bereitet sich der Körper auf die Geburt vor. Ab diesem Zeitpunkt können durch Sex Wehen eingeleitet werden.

Das liegt daran, dass bei Ihrem Orgasmus Prostaglandine, die in den Spermien enthalten sind, in den Uterus gelangen. Prostaglandine sind Hormone, die sowohl in Ihrem Samen als auch im Körper der Frau vorhanden sind. Sie spielen eine entscheidende Rolle beim Auslösen der Geburt, da sie den Muttermund auflockern und somit seine Öffnung vorantreiben. Sie werden beim Einleiten auch als Tablette, Gel oder Zäpfchen verabreicht. Natürlich können Sie sich das auch zunutze machen – wenn der Körper der Mutter geburtsbereit ist, können Sie dem quälenden Warten auf die Geburt Ihres Kindes auf durchaus angenehme Art und Weise ein süßes Ende setzen, wenn die Umstände es zulassen.

DER BESUCH BEIM FRAUENARZT

Während der Schwangerschaft stehen einige Besuche beim Gynäkologen auf dem Plan. Das ist wichtig, um sichergehen zu können, dass alles normal verläuft oder etwaige Komplikationen frühzeitig erkennen zu können. Häufig gehen Paare in der Schwangerschaft gemeinsam zum Gynäkologen – möglicherweise haben Sie ja den ersten Besuch mit Ihrer Partnerin bereits hinter sich oder aber er steht Ihnen noch bevor. Ein Ereignis, dem viele Männer mit gemischten Gefühlen entgegensehen. Denn was geschieht eigentlich beim Frauenarzt? Hier erfahren Sie, worauf Sie sich einstellen können.

Die erste Vorsorgeuntersuchung

Manche Frauen zögern den ersten Besuch beim Gynäkologen in der Schwangerschaft so weit wie möglich hinaus, andere können es kaum erwarten und würden am liebsten direkt die Praxis stürmen, sobald sie den Teststreifen mit dem positiven Ergebnis in der Hand halten. Auch wenn jede Frau selbst entscheiden kann, wann und wie oft sie zum Frauenarzt geht, empfiehlt es sich, bereits innerhalb der ersten Schwangerschaftswochen einen Termin wahrzunehmen.

Fragen Sie Ihre Partnerin, ob sie möchte, dass Sie sie begleiten! Die erste Vorsorgeuntersuchung ist für die meisten schwangeren Frauen ein großes Ereignis, vor dem sie oft auch nervös sind. Möglicherweise geht es Ihnen ähnlich? Reden Sie also offen mit Ihrer Liebsten, lassen Sie sie an Ihren Gedanken bezüglich dieses wichtigen Termins teilhaben und lassen Sie sie auch darüber berichten, wie es ihr damit geht. Je nachdem, wie es in Ihren beiden Köpfen gefühlsmäßig aussieht, können Sie sich gegenseitig Halt geben und dem anderen ein Stück weit die Angst nehmen.

Sie sollten sich darauf einstellen, als Mann eine Minderheit in der gynäkologischen Praxis darzustellen. Doch auch wenn es sich für Sie möglicherweise seltsam oder gar unbehaglich anfühlt, als Mann im Wartezimmer einer Frauenarztpraxis zu sitzen: Für die Ärzte und Mitarbeitenden ist es nichts Ungewöhnliches, Frauen in Begleitung ihrer Partner zu sehen. Sie müssen auch nicht befürchten, negativ aufzufallen, ganz im Gegenteil: Dass Sie Ihrer Partnerin so beistehen und auch diese Aspekte der Schwanger–schaft mit ihr gemeinsam durchleben, wird mit Sicherheit auf Anerkennung stoßen – schließlich wünscht sich jede Frau, im Falle einer Schwangerschaft von ihrem Partner Interesse und Unterstützung zu erfahren.

Es ist nämlich keineswegs selbstverständlich, dass Männer ihre Frauen dorthin begleiten. Mag es falsch platzierter Stolz, fehlende Zeit oder teilweise auch Desinteresse sein – es gibt genügend Gründe, die als Ausrede dafür gelten sollen, dass die Frau (zumindest in dieser Hinsicht) auf sich allein gestellt ist und der Mann sie nicht begleiten muss. Machen Sie sich also keine Gedanken, wenn Sie bemerken, wie im Wartezimmer Blicke auf Sie gerichtet werden.

Auch wenn diese nicht immer positiv wirken, so hat es im Regelfall nichts mit Ablehnung zu tun, sondern eher mit anfänglicher Skepsis bis hin zur Akzeptanz, Anerkennung und Respekt – teilweise sogar auch Neid, falls Ihnen eine Frau gegenübersitzen sollte, die mit ihrem Partner nicht so ein Glück gehabt hat und diese Situation allein bewältigen musste, obwohl sie es sich genau so gewünscht hätte, wie Sie nun vor ihr sitzen. Abseits der üblichen Routinemaßnahmen (wiegen, Blut abnehmen etc.) wird auch eine Ultraschalluntersuchung durchgeführt. Und hier wird es spannend!

Denn jetzt haben Sie zum ersten Mal die Gelegenheit, Ihr Kind zu sehen. Bestimmt haben Sie schon einmal solche Ultraschallfotos zu Gesicht bekommen – in den meisten Fällen gestalten sich diese (gerade zu Anfang der Schwangerschaft) als wenig aussagekräftig scheinendes Gewirr von weißen Flecken auf schwarzem Grund, die auf den ersten Blick nicht unbedingt die Abbildung eines kleinen Menschen vermuten lassen. Vielleicht haben Sie auch schon erlebt, dass werdende Eltern Ihnen besagte Fotos voller Stolz und Freude präsentierten, Sie jedoch keine nennenswerte emotionale Regung verspürten - außer der Frage, was genau daran nun so hinreißend sein soll.

Doch nun werden Sie selbst diese Bilder in dem Wissen vor sich sehen: Es ist Ihr Kind! So wenig es bisher noch danach aussieht, handelt es sich trotzdem um ein wahrhaftiges menschliches Wesen, dem Sie und Ihre Partnerin gemeinsam das Leben geschenkt haben – ein Moment, der für viele Paare die Situation um einiges greifbarer und weniger abstrakt werden lässt. Auch wenn Sie und Ihre Partnerin Fragen zur Schwangerschaft, zur Ernährung oder zu welchem Bereich auch immer haben, ist nun der Zeitpunkt gekommen, sie zu stellen.

Ultraschall

Je weiter die Schwangerschaft voranschreitet, umso mehr wird sich das Fleckengewirr auf dem Ultraschall-Bildschirm sichtlich wandeln und schon bald die Formen eines menschlichen Körpers darstellen. In der Regel können Sie dies im Verlaufe von drei Untersuchungen beobachten: Die erste ungefähr nach der 10., die folgenden nach der 20. und 30. Schwangerschaftswoche.

Bereits nach wenigen Wochen lassen sich der Kopf, die Wirbelsäule, die Arme und Beine und vor allem das schlagende Herz deutlich erkennen. Der Gynäkologe wird Ihnen und Ihrer Frau selbstverständlich detailliert erklären, was auf dem Bildschirm zu sehen ist. Vor allem, ob sich alle Organe richtig und gesund entwickeln, wird er untersuchen. Außerdem ist die erste Ultraschalluntersuchung besonders wichtig, da sie unter Umständen eine Überraschung für Sie bereithalten könnte, über die Sie bisher vielleicht noch keinen einzigen Gedanken verschwendet haben – vielleicht wird es ja nicht nur ein Kind, sondern gleich mehrere?

Zusätzlich ist es dem Arzt besonders während des ersten Ultraschalles leichter möglich, die genaue Schwangerschaftswoche und den voraussichtlichen Geburtstermin zu ermitteln als zu einem späteren Zeitpunkt.

Ungefähr ab der 13. Schwangerschaftswoche wird sich schließlich auch ein Detail erkennen lassen, auf das Sie bestimmt schon hinfiebern: das Geschlecht des Kindes. Zwar kann es nicht in allen Fällen mit endgültiger Sicherheit bestimmt werden, da sich manche Kinder im Mutterleib so viel bewegen, dass man kaum einen klaren Blick erhaschen kann, doch meistens gibt es dann doch einen kurzen Moment, der ausreichend ist, um diese große Frage zu beantworten. Aber nicht nur das Geschlecht kann beim zweiten Ultraschall bestimmt werden, vielmehr wird auch die altersgerechte Entwicklung Ihres Kindes kontrolliert. Wächst es gut, ist genügend Fruchtwasser vorhanden? Ist die Lage der Plazenta innerhalb der Gebärmutter im Rahmen oder ergeben sich bestimmte Auffälligkeiten, die weiterer Klärung bedürfen? All das wird in der sogenannten Basis-Untersuchung behandelt.

Weiterhin gibt es jedoch auch noch einen erweiterten Basis-Ultraschall, bei dem der Fokus auf die wichtigsten Organe sowie den Ausschluss von einigen eventuellen Fehlbildungen oder Gesundheitsrisiken gelegt wird: Das Größenverhältnis von Herz und Brustkorb, der Herzschlag sowie die Beschaffenheit der Herzkammern wird gemessen. Auch auf den Kopf, das Kleinhirn und die Hirnkammern wird gesondert geachtet. Außerdem sollten der Magen und die Harnblase sichtbar sein. Abschließend wird überprüft, ob die Bauchwand und die Wirbelsäule geschlossen sind.

Sowohl der Basis-Ultraschall als auch der erweiterte sind Leistungen der gesetzlichen Krankenkassen. Sie müssen sich also keine Sorgen über zusätzliche finanzielle Ausgaben machen, wenn Sie Ihr Kind auf die oben genannten Aspekte untersuchen lassen wollen. Beachten Sie allerdings, dass diese Untersuchungen nur von Gynäkologen mit der jeweiligen Qualifikation durchgeführt werden können, es kann also sein, dass Sie sich dafür von Ihrem behandelnden Arzt eine Überweisung für eine andere Praxis geben lassen müssen, um diese Leistungen in Anspruch nehmen zu können.

Die dritte Ultraschalluntersuchung kurz vor dem Ende der Schwangerschaft dient vorrangig zu einer erneuten abschließenden Kontrolle. Überprüft werden wieder die Lage und das altersgerechte Wachstum Ihres Kindes sowie die Beschaffenheit der Plazenta und die Menge des Fruchtwassers. Diese Informationen dienen nun zur anstehenden Geburtsplanung.

Neben diesen Untersuchungen, die die Krankenkassen jeder werdenden Mutter zur Verfügung stellen, gibt es noch spezielle Arten des Ultraschalls. Diese werden vorrangig beim Verdacht auf Risiken oder Fehlbildungen durchgeführt, können aber auch unabhängig davon als sogenannte individuelle Gesundheitsleistungen gebucht werden, die mit einer privaten Bezahlung verbunden sind.

Es handelt sich dabei um:

Den Doppler-Ultraschall. Dieser wird erst ab der 20. Schwangerschaftswoche empfohlen, da während der Durchführung Wärme in dem untersuchten Gewebe entsteht und diese dem Kind schaden könnte, weswegen er auch nur möglichst kurzgehalten werden sollte. Er dient der Kontrolle der Blutströmung durch die Gefäße sowohl der Mutter als auch des Kindes, wenn der Verdacht besteht, dass das Kind durch den Mutterkuchen nicht ausreichend versorgt werden kann.

Den Organ-Ultraschall. Mit diesem können ab der 13. Woche viele Organe noch genauer untersucht werden, ca. die Hälfte aller Fehlbildungen kann so frühzeitig erkannt werden. Zur Ergänzung wird meist ein weiterer Termin 7 - 9 Wochen später angeboten, um einen eventuellen Irrtum ausschließen oder auch eine Diagnose bestätigen zu können, damit weitere Maßnahmen getroffen werden können. Diese Art des Ultraschalls erfordert hochauflösende Geräte, weswegen hierzu in den meisten Fällen spezielle Zentren aufgesucht werden müssen.

Den 3D- oder auch 4D-Ultraschall. Bei diesem handelt es sich weniger um eine gesundheitliche Vorsorgemaßnahme, da dieser nur in den seltensten Fällen medizinisch wichtige Informationen liefert. Er ermöglicht eine räumliche Darstellung des Embryos, damit die Eltern sich vorzeitig einen ersten Eindruck darüber machen könnten, wie der kleine Mensch zukünftig aussehen könnte, den man in einigen Wochen im Arm halten wird.

Lassen Sie sich also all diese Eindrücke und Informationen nicht entgehen und begleiten Ihre Frau zu den Arztbesuchen. So sind auch Sie bestens informiert und können diese schönen oder auch schweren Momente mit Ihrer Frau teilen.

Weitere Untersuchungen

Natürlich ist es mit der ersten Vorsorgeuntersuchung und dem Ultraschall noch lange nicht getan – Ihre schwangere Partnerin wird während der gesamten Zeit von Ärzten oder Hebammen medizinisch überwacht, um jederzeit die Gesundheit und das Wohlergehen der beiden gewährleisten oder auch erforderliche Maßnahmen treffen zu können, falls Komplikationen auftreten. Weiterhin haben Sie beide so die Möglichkeit, bei den regelmäßigen Arztbesuchen sämtliche Fragen anzusprechen und sich vollumfänglich beraten zu lassen, um Ihnen die Last der zusätzlichen Sorgen von den Schultern zu nehmen.

Insgesamt werden 10 Vorsorgetermine angepeilt. Neben den drei Ultraschalluntersuchungen sind also sieben weitere Vorsorgeuntersuchungen vorgesehen. Wie oben bereits erwähnt, erfolgt dabei eine routinemäßige Überprüfung der Gewichtszunahme, der Blutwerte und auch des -drucks. Weiterhin wird regelmäßig die Lage des Kindes und der Zustand des Muttermundes mittels vaginaler Untersuchung überprüft. Ihre Partnerin wird außerdem Urinproben abgeben müssen, um diesen auf Bakterien oder andere Anzeichen für Erkrankungen prüfen zu lassen.

Abgesehen davon könnte der behandelnde Gynäkologe beziehungsweise die Hebamme weitere Tests empfehlen, falls sich zusätzliche Risiken abzeichnen: Dies kann beispielsweise bei einem fortgeschrittenen Alter der Mutter, dem Vorliegen von bestimmten Krankheiten bei Ihnen oder Ihrer Partnerin oder auch einer genetischen Vorbelastung der Fall sein.

Diese zusätzlichen Untersuchungen sind jedoch nur optional und werden auch nur dann vorgeschlagen, wenn ohne sie ein erheblicher Schaden für das Kind nicht ausgeschlossen werden könnte, da viele von ihnen immer mit einem kleinen Risiko behaftet sind, den Embryo selbst gesundheitlich zu beeinträchtigen. In diesen Fällen erfolgt aber eine umfassende Aufklärung und Beratung, um gemeinsam das kleinstmögliche Risiko zu ermitteln.

Die Vorsorgeuntersuchungen finden über die Schwangerschaft verteilt in festen Abständen statt: In den ersten Monaten können Sie alle 3 - 4 Wochen ein Kreuz in Ihrem Kalender setzen. Ab der 32. Woche wird es dann langsam ernst, weswegen sich der Zeitraum zwischen den Untersuchungen nunmehr auf zwei Wochen verkürzt. Kurz nach der 10. Untersuchung steht dann auch schon der errechnete Geburtstermin an, doch wie das Leben so spielt, kann es gut vorkommen, dass Ihr freudig erwarteter Schatz noch länger auf sich warten lässt. Sollte dieser Termin also überschritten werden, wird der Arzt oder die Hebamme Ihre Partnerin bitten, alle zwei Tage oder, im Falle einer Überschreitung um mehr als 10 Tage, sogar täglich vorbeizukommen. Lassen Sie sich davon aber nicht beunruhigen, es ist völlig normal, wenn Babys ein paar Tage später zur Welt kommen. In den meisten Fällen gibt es dabei keinerlei zusätzliche Komplikationen und die Freude wird danach umso größer sein.

DIE ENTWICKLUNG DES KINDES IM MUTTERLEIB

Von der Befruchtung zum schlagenden Herz

Es ist die natürlichste Sache der Welt, aber sie erscheint uns doch jedes Mal aufs Neue wie ein kleines Wunder: Ein Spermium trifft auf eine reife Eizelle, sie vereinigen sich, ihre Chromosomen verschmelzen miteinander und die Zellteilung beginnt. Und so unglaublich es scheint, sind in dieser befruchteten Eizelle bereits alle Informationen über das entstehende Leben gespeichert: Größe, biologisches Geschlecht, Haar- und Augenfarbe etc. Dieser informationsgeladene Zellhaufen begibt sich nun auf den Weg zur Gebärmutter, wobei bereits auf dem Weg dorthin ununterbrochen die Zellteilung fortgesetzt wird – aus einer Zelle werden zwei, aus zweien vier, dann acht und so weiter.

Dabei legt sich bereits fest, welche Aufgabe die jeweilige Zelle nun zu erfüllen haben wird. Nach der Befruchtung bewegt sich die befruchtete Eizelle noch einige Zeit lang frei in der Gebärmutter umher, bis sie sich nach fünf bis sechs Tagen in der Gebärmutterhöhle einnistet. Ab diesem Zeitpunkt ist sie auch mit dem mütterlichen Blutkreislauf verbunden und wird darüber mitversorgt.

Die sogenannte Blastozyte, die sich später zum Embryo weiterentwickeln wird, besteht nun aus ungefähr 100 Zellen und ist noch nicht einmal einen Millimeter groß. Es folgt eine heikle Phase, in der äußere Einflüsse dem Zellwachstum schnell ein Ende bereiten können – wird der Embryo beschädigt, stoppt der Organismus die Schwangerschaft und stößt das Kind aus. Doch das geschieht zu so einem frühen Zeitpunkt in der Schwangerschaft, dass diese Hürde schon genommen ist, sobald

Sie den positiven Schwangerschaftstest in den Händen halten. In der Zwischenzeit hat sich die Blastozyte in der Gebärmutterschleimhaut eingerichtet. Nun bilden sich Dottersack, Fruchtwasserhöhle und die Plazenta, über die das heranwachsende Kind mit lebenswichtigen Nährstoffen und Sauerstoff versorgt wird und seine Stoffwechselprodukte abtransportieren kann.

Ihre Partnerin befindet sich nun ungefähr in der 5. Schwangerschaftswoche: Der Embryo hat sich nun endgültig eingenistet und beginnt mit der Entwicklung der Organe. Eine wichtige embryonale Gewebsstruktur ist die Neuronalrinne, aus der sich nun Lunge, Darm, Blutgefäßsystem, Bindegewebe, Nervensystem, Geschlechtsorgane und das Herz entwickeln. Dieses Herz beginnt in der 6. Schwangerschaftswoche zu schlagen – ein Leben beginnt.

Wie entwickelt sich das biologische Geschlecht?

Wie bereits beschrieben, ist das biologische Geschlecht des heranwachsenden Kindes bereits zum Zeitpunkt der Befruchtung festgelegt. Mit der Vereinigung von Ei- und Samenzelle vereinen sich auch die verschiedenen Chromosomensätze von Ihnen und Ihrer Partnerin. Von den insgesamt 46 Chromosomen, auf denen insgesamt ca. 40.000 Gene angeordnet sind, steuert jedes Elternteil 23 bei.

In der Wissenschaft werden diese Chromosomenpaare von 1 bis 46 durchnummeriert, damit sich leichter bestimmen lässt, welches Chromosomenpaar welche Aufgabe erfüllt. Die Chromosomen mit den Nummern 45 und 46 sind auch bekannt unter dem Namen X- und Y-Chromosom: In ihnen wird das Geschlecht des Kindes festgelegt. Noch sind alle Gene doppelt vorhanden; wessen Gene das Kind übernimmt, entscheidet sich erst in der späteren Embryonalphase. Das hat allerdings keinen Einfluss mehr auf das Geschlecht des Kindes, sondern eher auf Merkmale wie Gesichtszüge oder Charaktereigenschaften.

Doch auch wenn das biologische Geschlecht des Kindes von Anfang an feststeht, besitzt es in den ersten Wochen die Anlagen zu beiderlei Geschlechtsorganen. Diese beginnen sich in der 7. Schwangerschaftswoche differenzierter auszubilden – auf dem Ultraschallbild ist davon zwar vorerst noch nichts zu erkennen, doch ab diesem Zeitpunkt verfügt das Kind bereits über einen Jungen- oder Mädchenkörper.

Vom Embryo zum Fötus

Nachdem in der 6. Schwangerschaftswoche das Herz seine ersten Schläge tat, formten sich in der 8. und 9. Woche die Geschlechtsorgane; das Gesicht und auch die Hände und Füße sind auf dem Ultraschall bereits zu erkennen. Bald danach, etwa mit der 10. Schwangerschaftswoche, bildet sich der Hals, das Baby kann den Kopf bereits leicht vor und zurück bewegen und streckt sich immer mehr – dieser Zeitpunkt markiert den Übergang vom Embryo zum Fötus. Winzige Finger und Zehen bilden sich, die tatsächlich mit Schwimmhäuten verbunden sind. Diese verlieren sich aber bereits in der 12. Woche – der Fötus sieht nun bereits ganz und gar nach Mensch aus.

Alle wichtigen Körperteile haben sich nun gebildet und auch die Proportionen rücken langsam zurecht. Er zeigt schon erste Reflexe und auch die Mimik lässt sich langsam erkennen: Der Fötus kann lächeln, Grimassen schneiden oder auch die Stirn runzeln. Ab der 14. Woche beginnen die ersten Härchen zu wachsen und Ihr Kind spürt, wenn Ihre Partnerin redet. Der Kopf löst sich komplett von der Brust, Nacken und Hals bilden sich vollständig aus und unterstützen ihn. Ab Woche 17 nimmt das Baby nun aktiv Geräusche wahr, zunächst die aus dem Körperinneren der Mutter - ihren Herzschlag, die Stimme, aber auch Magengeräusche. In der darauffolgenden Woche liegt der Fokus auf der weiteren Entwicklung seiner Lunge, es atmet nun Fruchtwasser ein und aus. Mit der 21. Schwangerschaftswoche ist nunmehr bereits die Hälfte geschafft und auch Ihr Kind macht rasante Entwicklungssprünge: Mittlerweile kann es sich drehen und bewegt sich munter im Bauch.

Jede Minute werden bis zu 200.000 neue Gehirnzellen gebildet und der kleine Körper lernt, das geschluckte Fruchtwasser über die Harnwege als Urin auszuscheiden. Zwischen Woche 22 und 25 wird der Tastsinn geschärft, der Fötus nimmt nun äußere Eindrücke wie Druck, Schmerz, Temperaturschwankungen oder auch Lichtreize wahr. Es entwickelt langsam seinen eigenen Schlaf- und Wachrhythmus, die Geschmacksknospen sind mittlerweile voll ausgebildet und auch die anderen Reflexe entwickeln sich weiter – es atmet nun nicht mehr nur das Fruchtwasser ein und aus, sondern schluckt es gezielt, um den Schluckreflex zu festigen. Auch der Greifreflex wird trainiert. Mit Ablauf der 28. Woche sind seine Knochen schon viel kräftiger und seine Bewegungen sind von außen immer besser zu spüren.

Es kann nun schon leicht die Augen öffnen und Umrisse wahrnehmen. Ab der 31. Woche sind alle Sinnesorgane voll ausgebildet und funktionsfähig. Zwischen den Wochen 34 und 36 wird der Platz zunehmend enger, was sich auch in heftigen Tritten oder Boxen äußert. Das Gehirn macht weiterhin große Schritte: Ihr Kind ist nun dazu in der Lage, ihm bekannte Geräusche (wie den mütterlichen Herzschlag) in seinem Gedächtnis abzuspeichern.

Es ist zu diesem Zeitpunkt bereits so weit entwickelt, dass es im Falle einer vorzeitigen Geburt ohne große Komplikationen ins Leben starten kann. In Woche 37 sind das Nervensystem sowie fast alle Organe ausgereift, mit Ablauf von Woche 38 ist es dann schon voll und ganz bereit für die Geburt – alle Systeme arbeiten zusammen und so, wie sie es sollen. Nach dieser Zeit lagert das Baby nur noch Fettdepots an, um es nach der Geburt vor Kälte zu schützen. Nun ist es bald so weit, im Regelfall halten Sie in wenigen Tagen ein hoffentlich kerngesundes Baby mit einem gesunden Geburtsgewicht von 2.800 bis 4.100 Gramm und einer Größe um die 50 Zentimeter im Arm.

DER NESTBAU

Müssen wir umziehen?

Natürlich stehen nun auch bei Ihnen zu Hause gewisse Veränderungen an. Bestimmt haben Sie sich gemeinsam mit Ihrer Partnerin bereits Gedanken gemacht, wie Sie Ihr Zuhause auf das Baby vorbereiten wollen. Dabei gibt es zunächst einige wichtige Fragen zu klären: Ist die Wohnung groß genug für ein Leben zu dritt? Falls nicht, steht möglicherweise ein Umzug in eine größere Wohnung oder gar ein Haus an – das lohnt sich insbesondere, wenn Sie planen, noch weitere Kinder zu bekommen.

Besonders schön ist es natürlich, wenn Sie auch einen Garten, einen Balkon oder einen Innenhof nutzen können – so hat Ihr Kind auch in Großstädten die Möglichkeit, draußen zu spielen und Sie können sich ein Stück Natur nach Hause holen, beispielsweise indem Sie gemeinsam mit Ihrem Kind Blumen, Gemüse oder Kräuter anbauen. Leben Sie in der Stadt oder eher in einer ländlichen Gegend? Auch hier gibt es einiges abzuwägen: In ländlichen Gegenden sind Sie und Ihre Familie weniger Dreck, Lärm und Verkehr ausgesetzt, Ihr Kind hat mehr Möglichkeiten, draußen zu spielen und die Natur kennenzulernen und das Risiko, das vom Straßenverkehr ausgeht, ist deutlich geringer. Außerdem sind die Mieten häufig niedriger als in Ballungszonen.

Wenn Sie sich für ein Leben in der Stadt entscheiden, haben Sie dafür ein breiteres Angebot an kulturellen Aktivitäten – ob Besuche im Museum, Theater, Konzert, Restaurant oder zusätzlicher Musikunterricht, in der Stadt sind Sie näher am Geschehen. Außerdem entwickeln Stadtkinder häufig einen besseren Orientierungssinn und lernen schon früh, sich in öffentlichen Verkehrsmitteln zurechtzufinden.

Auch die Wege zu Kindergärten und Schulen können deutlich kürzer sein. Überlegen Sie gemeinsam mit Ihrer Partnerin, wie Sie sich Ihr Familienleben vorstellen! Je nachdem, was Ihnen wichtig ist und wie Sie

Ihren Alltag gestalten wollen, ist es nun möglicherweise an der Zeit für eine Veränderung der Wohnsituation.

Braucht das Baby ein eigenes Zimmer?

Egal, ob Sie sich nun für einen Umzug entscheiden oder Ihre bisherige Wohnung behalten, wird sich die Frage stellen, ob das Kind von Anfang an ein eigenes Zimmer haben soll. Doch auch wenn Sie wenig Platz haben und vorerst nicht umziehen können oder wollen, müssen Sie sich keine Sorgen machen: Das Baby braucht noch kein eigenes Zimmer. Selbst in beengten Verhältnissen kann ein Leben mit Kind gut funktionieren! Schließlich leben in weiten Teilen der Welt Familien, die deutlich größer sind als in unserer westlichen Gesellschaft, auf engem Raum zusammen, teilweise in nur einem einzigen Zimmer.

Komfortabel ist das wohl in vielen Fällen trotzdem nicht, aber Sie müssen sich keine Sorgen machen, wenn Sie vorerst nur eine kleine Wohnung zur Verfügung haben. Eine Wickelkommode und ein Bettchen können anfangs völlig ausreichend sein. Zum Wickeln kann sogar eine Unterlage genügen, die Sie auf Bett, Küchentisch oder Boden ausbreiten, Hauptsache Sie haben alle notwendigen Utensilien wie Feuchttücher, frische Windeln, gegebenenfalls Puder, Öl und frische Kleidung griffbereit und der Säugling kann nicht herunterrollen.

Lediglich den Stauraum für Kleidung und Windeln sowie einen dicht verschließbaren Eimer für benutzte Windeln sollten Sie unbedingt bereitstellen. Überlegen Sie auch gemeinsam mit Ihrer Partnerin, ob das Baby ein eigenes Bettchen bekommen soll oder ob Sie lieber alle gemeinsam in einem Bett schlafen wollen. Bis Ihr Kind ungefähr drei Jahre alt ist, braucht es nicht unbedingt ein eigenes Zimmer. Wenn Sie also zu dem Entschluss kommen, dass Ihre jetzige Wohnsituation nicht ausreichend ist und nichts um einen Umzug herumführt, müssen Sie trotzdem noch nichts überstürzen und die erstbeste größere Wohnung nehmen, die frei wird. Genießen Sie ruhig in der ersten Zeit die unmittelbare Nähe zu Ihrem Sprössling und schauen Sie sich nebenbei in Ruhe nach einer passenden Wohnung oder auch einem Haus um, welche/s all Ihre Kriterien erfüllt und wo Sie sich auch realistisch vorstellen können, die folgenden Jahre oder sogar Jahrzehnte glücklich werden zu können.

Das nimmt Ihnen zunächst den Stress, der mit einem Umzug verbunden ist und gibt Ihnen die Zeit, zusammen mit Ihrer Partnerin das optimale Kinderzimmer zu planen und die notwendigen Besorgungen zu erledigen - möglichst, ohne dabei den Zeitdruck oder auch den finanziellen Druck zu spüren, da alles möglichst schnell und auf einmal besorgt werden muss, was sich natürlich auch auf dem Konto bemerkbar machen wird. Doch auch wenn sich nun abzeichnet, dass Sie sich mit Ihrem Kind zunächst das Schlafzimmer teilen werden, stellt sich nun wieder die Frage, wer wo schlafen soll.

Familienbett oder nicht - wo soll das Baby schlafen?

Die Entscheidung, ob das Baby im eigenen Bettchen schlafen soll oder ob Sie ein gemeinsames Familienbett vorziehen, liegt einzig und allein bei Ihnen. Vielleicht bleiben auch Sie und Ihre Partnerin vor so manch gut gemeinter Warnung nicht verschont, dass das Baby auf keinen Fall mit Ihnen im Bett schlafen dürfe. Die Argumente, die hierfür oft angeführt werden, können verschiedene sein, doch keines davon stimmt.

Es gibt nämlich erwiesenermaßen keinerlei Gründe, die gegen ein gemeinsames Familienbett sprechen, außer Sie wollen es nicht. So wird beispielsweise oft befürchtet, man könne das Baby im Schlaf erdrücken oder ersticken. Doch Filmaufnahmen zeigen, dass Eltern und Kind sich im Schlaf instinktiv so bewegen, dass es tatsächlich nie zu einer bedrohlichen Situation kommt. Nur wenn die Eltern unter Einfluss von Alkohol oder Schlaftabletten stehen, kann dieser Instinkt wohl beeinträchtigt werden. Auch um die psychische Entwicklung Ihres Kindes müssen Sie sich im Falle des geteilten Bettes keine Sorgen machen.

Die Hauptsorge vieler Kritiker des Familienbettes dreht sich um die Sexualität. Allerdings wurden negative Auswirkungen auf die Entwicklung des Kindes nie überzeugend nachgewiesen – einzig die Eltern könnten sich in ihrem Liebesleben beeinträchtigt fühlen, wenn daneben ein Säugling schlummert.

Doch selbst dem kann man kreativ begegnen – vielleicht haben Sie ja ein Sofa, einen weichen Teppich oder einen sonstigen Ort, an den Sie beide gerne ausweichen wollen? Im besten Falle kann Ihr Sexualleben durch die örtliche Abwechslung sogar noch einen willkommenen Aufschwung erfahren! Auch das Argument, das Kind würde durch die körperliche Nähe zu den Eltern beim Schlafen verwöhnt, ist nicht stichhaltig.

Im Gegenteil: Über Jahrtausende hinweg war es gang und gäbe, dass Kinder bei ihren Eltern schliefen. Erst zu Beginn des Industriezeitalters kam die Sitte auf, Säuglinge über mehrere Stunden des Tages abzulegen und nachts in einem separaten Zimmer schlafen zu lassen. Doch gemessen an der gesamten Menschheitsgeschichte sind diese knapp 200 Jahre eine minimale Zeitspanne und in vielen Kulturen ist es nach wie vor üblich, dass Kinder sich das Bett mit ihren Eltern teilen – teilweise sogar bis ins Grundschulalter hinein.

Die Vorteile des Familienbetts sind vielfältig: Die körperliche Nähe zu den Eltern wirkt beruhigend auf den Säugling, sodass er ruhiger und tiefer schläft. Falls er doch einmal aufwacht, müssen Sie oder Ihre Partnerin nicht erstmal aufstehen, sondern haben Ihn bereits direkt bei sich. Vor allem, wenn Ihre Partnerin stillt, kann so sehr schnell wieder Ruhe einkehren. Viele Eltern genießen es zudem, ihr Kind nachts bei sich zu haben. Es wird gemutmaßt, dass das gemeinsame Schlafen auch das Risiko für den plötzlichen Kindstod senkt, allerdings ist diese These noch nicht hinreichend belegt. Auch dafür, dass das gemeinsame Schlafen die Intelligenz des Kindes fördern soll, gibt es noch keine stichhaltigen

Beweise. Trotzdem gilt: Wenn Sie und Ihre Partnerin Ihr Kind bei sich schlafen lassen wollen, spricht absolut nichts dagegen.

Wenn Sie sich damit wohler fühlen, das Kind in einem eigenen Bettchen schlafen zu lassen, empfiehlt sich für den Anfang ein Gitterbett. Wichtig ist, dass die Gitterstäbe nicht mehr als 7cm voneinander entfernt sind, damit der Kopf des Säuglings nicht zwischen den Stäben stecken bleiben kann. Das Bettchen sollte warm und weich sein. Am besten schlafen Säuglinge in einem Schlafsack, so können sie sich nachts nicht freistrampeln und auskühlen.

Außerdem wird der Schlafsack zu einem untrüglichen Zeichen für das Baby, dass, sobald man es hineinlegt, Schlafenszeit ist. Sie können ihm auch ein Kuscheltier oder eine Spieluhr hineinlegen, sodass das eigene Bett für das Baby zu einem vertrauten Ort wird. Achten Sie jedoch darauf, dass es keine Bänder o. Ä. gibt, mit denen sich das Baby strangulieren könnte. Auch mit Kissen und zusätzlichen Decken ist Vorsicht geboten: Sie könnten dem Baby nachts über das Gesicht rutschen und die Atmung behindern. Wenn Sie das Gitterbett in einem separaten Zimmer aufstellen, stellen Sie sicher, dass Sie das Baby hören können, wenn es nachts aufwacht!

Alternativ können Sie auch ein Beistellbettchen wählen, das direkt neben Ihrem Bett steht – viele Eltern empfinden das als einen schönen Kompromiss zwischen gemeinsamem Schlafen und der Ungestörtheit des eigenen Bettes.

Ist die Wohnung kindersicher?

In den ersten Lebensmonaten müssen Sie sich über die Frage, ob die Wohnung kindersicher eingerichtet ist, bis auf ein paar grundsätzliche Fragen wie z. B., ob sie warm genug und natürlich rauchfrei ist, noch nicht allzu viele Gedanken machen. Doch sobald Ihr Kind einmal mobil wird, ist es unbedingt notwendig, eine gründliche Bestandsaufnahme auf etwaige Gefahren vorzunehmen! Edle Vitrinen mit teurem Kristallglas auf Bodenhöhe, Steckdosen, niedrigliegende Schubladen, Bücherregale, die Modelleisenbahn, Möbel mit scharfen Kanten oder spitzen Ecken und Mülleimer: All das wird von dem unbändigen Entdeckerdrang Ihres Kindes nicht verschont bleiben.

Räumen Sie alle gefährlichen und empfindlichen Gegenstände unbedingt aus der Reichweite des Kindes. Bedenken Sie dabei auch, dass das Kind schon bald beginnen wird, sich an allem hochzuziehen, sodass es dann auch an höherliegende Gefahrenquellen heranreichen kann! Vor allem in Badezimmer und Küche sollten Sie sichergehen, dass Reinigungsmittel, Medikamente, zerbrechliches Geschirr und Messer weit außerhalb der Gefahrenzone aufbewahrt werden. Für Schränke, Schubladen und Steckdosen gibt es Kindersicherungen und vor Treppen können Sie ein Schutzgitter anbringen.

Aber auch bei Hitze sollten Sie vorsichtig sein, da Kinder eine viel kleinere Körperfläche und empfindlichere Haut als Erwachsene haben und selbst eine kleine Tasse Tee schwere Verbrühungen verursachen kann. Benutzen Sie deshalb beim Kochen immer die hinteren Herdplatten und achten Sie darauf, dass Töpfe und Pfannen außer Reichweite sind. Selbst wenn ein Pfannenstiel nur minimal übersteht, weckt er das Interesse des Kindes und ist schnell gegriffen.

Außerdem sollten Sie nie etwas Heißes tragen, während Sie nebenbei Ihr Kind auf dem Arm halten oder es neben Ihnen herläuft. Selbst wenn es doch „nur" 2 Meter bis zum nächsten Tisch sind, wo Sie Ihre Tasse mit frisch gebrühtem Kaffee abstellen wollen und doch eigentlich nichts passieren kann, da der Weg frei ist – Sie können die Möglichkeit nie ausschließen, dass etwas passiert. Ihr Kind könnte auf einmal anfangen zu schreien oder zu strampeln, Sie erschrecken sich oder vielleicht macht Ihr Fuß auch Bekanntschaft mit dem gefürchteten Lego-Stein, den Sie beim gemeinsamen Aufräumen am Vortag übersehen haben. Die

Möglichkeiten sind vielseitig und die Balance ist schnell verloren, der Schaden dafür umso größer.

Das Gleiche gilt auch für Tischdecken. Selbst wenn die brennende Kerze oder die heiße Tasse so auf einem Tisch platziert sind, dass das Kind sie unmöglich erreichen kann, so kann es sich durch einen beherzten Zug an der Tischdecke trotzdem daran verbrühen oder verbrennen. Räumen Sie diese also am besten für die nächsten Jahre in den Schrank oder achten Sie darauf, dass sich auf ihnen nichts befindet und sie nur zur Dekoration dienen.

Neben den Schutzgittern vor Treppen sollten Sie auch darauf achten, dass sämtliche Fenstergriffe und Balkontüren abschließbar sind und keine Steighilfen davorstehen, die das Kind erklimmen und in der Folge stürzen könnte. Auch am Wickeltisch ist höchste Vorsicht geboten, weswegen Sie das Kleine nie loslassen sollten.

Bringen Sie außerdem an schweren Türen, Klappen oder Schubladen unbedingt einen Klemmschutz an, damit Ihr Kind sich nicht die Finger einquetschen kann – eine Tür ist schnell aufgedrückt, aber da Kleinkinder noch nicht realisieren, dass diese genauso schnell wieder zurückfallen kann, ist es ihnen oft nicht möglich, die kleine Hand rechtzeitig wegzuziehen.

Außerdem sollten Sie gerade bei schweren Gegenständen und Möbeln darauf achten, dass diese entsprechend gesichert und im Optimalfall an der Wand verankert werden. Selbst wenn es sich beispielsweise um eine schwere und stabile Kommode handelt, kann diese nichtsdestotrotz nach vorne überkippen, wenn das neugierige Kind die Schubladen nach vorn auszieht und sich zusätzlich daran festhält. Achten Sie bei der Befestigung außerdem darauf, dass diese Halterungen auch wirklich für den entsprechenden Gegenstand geeignet sind und noch mehr Gewicht aushalten, als dieser wiegt. Wenn beispielsweise der TV „gerade so“ an der Wand hängt und nicht herunterfällt, so reicht vielleicht schon ein wenig Kraftausübung durch die kleinen Kinderhände und er löst sich aus der Halterung. Nutzen Sie für die Befestigung also (wenn vorhanden) die mitgelieferte Halterung oder lassen Sie sich in einem Fachhandel beraten, dann sind Sie auf der sicheren Seite und können Ihr Kind nun etwas beruhigter sein Umfeld erkunden lassen.

Seien Sie außerdem vorsichtig, wenn Sie spezielle Babymöbel oder Zubehör kaufen – das können Lampen, Mobiles, Wippen oder auch Spielzeug sein, ganz egal. Selbst wenn die jeweilige Sache dem Alter Ihres Kindes entspricht, gute Bewertungen hat und von einer namhaften Marke vertrieben wird, so garantiert dies trotzdem nicht für die Sicherheit Ihres Schützlings.

Entsprechende Recherche im Voraus und eine Beobachtung der Benutzung ist daher unerlässlich, da im Verlaufe der letzten Jahre leider viel zu häufig ähnliche Schlagzeilen in den Nachrichten waren: Kinder drehten sich in einer Wiege auf den Bauch und erstickten, da sie trotz der Befolgung der empfohlenen Benutzungsweise nicht ausreichend gesichert waren. Lampen fingen Feuer, obwohl sie als sicher deklariert waren. In Babyspielzeug befanden sich vermehrt giftige Stoffe, die einige Krankenhausaufenthalte verursachten. Bleiben Sie beim Kauf demnach immer auf der Hut und vertrauen Sie nicht jedem Produkt blindlinks, selbst wenn es absolut sicher wirkt.

Unterschätzen Sie die Gefahren innerhalb der eigenen vier Wände also nicht, sondern gehen lieber so lange auf Nummer sicher, bis Ihr Kind älter ist und ein Bewusstsein für mögliche Gefahren entwickelt hat.

Einkaufsliste

Hier finden Sie nun eine praktische Auflistung von allem, was Sie für die kindgerechte Ausstattung Ihres Heims brauchen werden. Natürlich ist nicht alles zwingend notwendig, kann das Familienleben aber massiv erleichtern.

- Gitter- oder Beistellbett mit entsprechender Babymatratze
- mehrere Laken
- Schlafsack
- Kuscheltier oder Spieluhr
- Wickelkommode, -auflage oder auch ein Badewannenaufsatz sowie ein Mobile zum Darüberhängen
- evtl. eine Infrarotlampe, damit das Baby beim Wickeln nicht friert
- gut verschließbarer Mülleimer
- Babybadewanne und Badethermometer
- Treppenschutzgitter
- Schranksicherungen
- Kinderhochstuhl

GEBURTSVORBEREITUNG

Geburtsvorbereitungskurse

Vor allem vor der Geburt des ersten Kindes treten bei den werdenden Eltern viele Fragen und vielleicht auch Ängste auf. Bestimmt haben auch Sie und Ihre Partnerin sich bereits Gedanken über dieses wichtige Ereignis gemacht. Auch wenn eine Geburt natürlich nie im Vorfeld durchgeplant werden und niemand vorhersehen kann, wie sie letztendlich ablaufen wird, kann ein Geburtsvorbereitungskurs hilfreich dabei sein, um im Vorfeld ein wenig Klarheit über manche Aspekte zu erlangen.

Und nicht nur Ihre Partnerin, sondern auch Sie als werdender Vater können davon massiv profitieren – denn auch wenn Ihre Partnerin das Kind letzten Endes allein gebären muss, können Sie als Partner maßgeblich dazu beitragen, ihr den Prozess zu erleichtern und die Geburt trotz der unvermeidlichen extremen Schmerzen zu einer schönen Erfahrung werden zu lassen, auf die Sie beide im Nachhinein hoffentlich gerne zurückblicken werden.

Im Geburtsvorbereitungskurs werden Techniken vermittelt, mit denen sich die Wehen leichter ertragen und sogar vorantreiben lassen – bestimmt sind auch Ihnen die klischeehaften Darstellungen geläufig, in denen mehrere schwangere Frauen und ihre Partner auf allen Vieren auf dem Boden stehen und hecheln wie Hunde. Doch so lächerlich das auf den ersten Blick auch erscheinen mag, an diesen Übungen ist tatsächlich etwas dran: Durch gezielt eingesetzte Atemtechniken, Bewegungen und Positionen kann beispielsweise die Öffnung des Muttermundes begünstigt oder der Beckenboden gestärkt und entlastet werden.

Nun werden Sie sich vielleicht fragen, wieso Sie als Mann diese Übungen mitmachen sollen, da Sie doch gar nicht gebären. Versetzen Sie sich in Ihre Partnerin hinein – ihr steht ein Erlebnis bevor, dessen Verlauf nicht vorhersehbar ist. Absehbar ist jedoch, dass es langwierig und schmerzhaft sein wird und in vereinzelten Fällen auch turbulent oder gar lebensbedrohlich für Mutter und Kind verlaufen kann.

Manche Frauen befürchten auch, ihr Partner könne sich davor ekeln, mitzuerleben, wie ein gänzlich ausgebildeter kleiner Mensch aus ihrem primären Geschlechtsorgan herauskommt, während im Zuge dessen unkontrollierbare Schwälle diverser Körperflüssigkeiten abgesondert werden. Wenn Sie den Geburtsvorbereitungskurs mit ihr besuchen und die Übungen mit ihr gemeinsam durchführen, wird das eine Vielzahl an positiven Effekten mit sich ziehen:

- Sie werden sich besser in Ihre Lage hineinversetzen können. Auch wenn Sie als Mann niemals die Schmerzen nachvollziehen können, die sie erleidet, können Ihnen die Übungen zumindest hilfreich dabei sein, ihre Situation nachfühlen zu können.
- Wenn Ihre Partnerin im Eifer des Geburtsgefechts Schwierigkeiten hat, sich an einzelne Techniken zu erinnern, können Sie ihr eine echte Hilfe sein, indem Sie die Übungen mit ihr gemeinsam durchführen. Das wird Ihnen natürlich leichter fallen, wenn Sie beim Kurs nicht nur als passiver

Zuschauer vor Ort waren, sondern die Techniken am eigenen Leibe erprobt haben.

- Neben den Atem- und Bewegungstechniken für die Gebärende können Sie in solch einem Kurs auch Techniken erlernen, wie z. B. kleine Handgriffe, Massagetechniken oder Entspannungsübungen, mit denen Sie Ihrer Partnerin die Wehen erträglicher machen können.

- Wenn Sie Interesse an den Inhalten des Kurses zeigen und sich proaktiv beteiligen, signalisieren Sie Ihrer Partnerin dadurch, dass es Ihnen wichtig ist und dass Sie der Geburt genauso viel Bedeutung beimessen wie sie selbst.

- Nicht zuletzt wird es Ihre Verbundenheit stärken, wenn Sie diese Erfahrungen gemeinsam sammeln. Gerade in den letzten Wochen in trauter Zweisamkeit ist es wichtig, dass Sie sich möglichst viele dieser verbindenden Momente schaffen, um dann in den turbulenten ersten Lebenswochen des Babys davon zehren zu können.

Außerdem werden Sie im Geburtsvorbereitungskurs auch andere werdende Eltern kennenlernen. Insbesondere, wenn sich in Ihrem Freundeskreis noch nicht so viele Eltern befinden, kann der Austausch, der daraus resultieren kann, sehr wohltuend sein – schließlich tragen auch andere Paare Fragen und Unsicherheiten mit sich herum und es kann beruhigend sein, zu merken, dass man damit nicht allein ist.

Und wer weiß, vielleicht entstehen daraus bleibende Kontakte oder sogar Freundschaften – und da die Kinder dann auch mit wenig Abstand auf die Welt kommen werden, werden sie später vielleicht zu Spielkameraden. Da im Geburtsvorbereitungskurs auch wichtige Bestandteile der Zeit nach der Geburt vermittelt werden, können Sie hier viel Wissenswertes für Ihre erste Zeit als Vater lernen. Wie man ein Baby hält und trägt, wie man es wickelt, anzieht oder mit der Flasche füttert und vieles mehr wird in solch einem Kurs gelehrt – und zwar nicht nur als graue Theorie, sondern häufig kann es dann auch direkt mit einer Puppe geübt werden. Sie werden merken, wenn Sie diese Handgriffe bereits vor der Geburt einige Male ausgeführt haben, werden sie Ihnen an Ihrem eigenen Kind deutlich leichter fallen, als wenn Sie sie dann zum ersten Mal ausführen müssten – insbe–sondere, wenn dann noch Unsicherheit, Angst, dem Baby weh zu tun oder etwas falsch zu machen, Übermüdung und Anspannung dazukommen.

Das können Sie also im Geburtsvorbereitungskurs lernen

- Techniken, mit denen Sie Ihre Partnerin während der Wehen entlasten können. Das können Atemtechniken sein, die Sie mit ihr gemeinsam durchführen können, oder auch verschiedene Griffe, die die Schmerzen lindern und den Beckenboden entlasten.
- Wissenswertes über die verschiedenen Arten der Geburt sowie ihre jeweiligen Vorteile und Risiken
- Mögliche Positionen und der Ablauf einer normalen Geburt
- Informationen zur besseren Körperwahrnehmung
- Hinweise zur gesunden Lebensführung für die Zeit nach der Geburt (Stillen, Wochenbett, Zusammenhalt als Familie, Absolvieren des neuen Alltags etc.)
- Wie Sonderfälle und Komplikationen, beispielsweise wenn ein Kaiserschnitt notwendig wird, ablaufen.
- Übungen zur Schwangerschaftsgymnastik
- Wenn gewünscht, kann ein Kreissaal besichtigt werden, damit Sie sich bereits im Voraus ein Bild davon machen können.

- Ratschläge zum richtigen Umgang mit dem Neugeborenen

Dos und Don‘ts im Geburtsvorbereitungskurs

Es werden also viele neue Eindrücke auf Sie zukommen, wenn Sie sich dafür entscheiden, den Geburtsvorbereitungskurs gemeinsam mit Ihrer Partnerin zu absolvieren. Doch auch wenn das alles erst einmal sehr aufregend und vielleicht auch etwas unangenehm sein mag, so ist es wichtig, dass Sie ein paar wichtige Verhaltensregeln beziehungsweise allgemeine Ratschläge befolgen, um diese Ereignisse für alle Beteiligten so angenehm wie möglich zu gestalten:

Dos:

Lassen Sie sich möglichst voll und ganz auf das Thema ein. Viele Männer stellen sich die Frage *„Aber ich bin doch persönlich so gut wie gar nicht an der eigentlichen Geburt beteiligt, wieso sollte ich mich nun so intensiv mit der Geburtsvorbereitung auseinandersetzen?“*

Mit dem ersten Teil mögen Sie vielleicht sogar Recht haben, dennoch bringt der Geburtsvorbereitungskurs viele Vorteile mit sich, wie wir oben bereits festgestellt haben. Zum einen verhindern Sie so das Gefühl der Hilf- und Nutzlosigkeit, wenn Sie als sonst so starker Mann, der seiner Partnerin nur allzu gerne hilft und ihr eine Last abnimmt, nun tatenlos danebenstehen und dabei zusehen müssen, wie sie leidet.

Selbst wenn Sie „nur“ durch gutes Zureden, der gemeinsamen Absolvierung von Atemübungen oder auch durch ein wenig Ablenkung zu der Bewältigung der Situation beitragen können, so wird es für Ihre Partnerin eine große Erleichterung darstellen und ihr neue Kraft geben, wenn sie sich am Rande der totalen Erschöpfung befindet. Außerdem minimieren Sie durch den Kurs das Risiko, in Panik auszubrechen und schlimmstenfalls Ihre Partnerin mit Ihrer Aufregung zusätzlich zu belasten, da Sie bereits eine Vorstellung davon haben, wie die Geburt wahrscheinlich ablaufen wird. Absolvieren Sie die Übungen gemeinsam mit Ihrer Frau, aber auch so, als ob Sie selbst schwanger wären. Halbherzigkeit ist an dieser Stelle nicht angebracht, da Sie sich so gut wie möglich in Ihre Partnerin hineinversetzen wollen, um ihre Schwierigkeiten nachvollziehen zu können. Drängen Sie Ihr männliches Ego also für diese Zeit in den Hintergrund und schämen sich nicht dafür, gemeinsam zu hecheln oder Gymnastikübungen zu absolvieren.

Achten Sie auch auf die anderen Pärchen. Natürlich ist es wichtig, sich während des Kurses intensiv mit Ihrer Frau auseinanderzusetzen. Aber werfen Sie auch ab und zu einen Blick auf die anderen werdenden Eltern, gerade die anderen Männer.

Vielleicht haben Sie persönlich gerade Probleme bei der Ausführung einer bestimmten Übung, möchten aber nicht die Kursleiterin fragen, da sich diese gerade intensiv mit anderen Teilnehmern beschäftigt? Oft genügt schon ein Blick zu den anderen und Sie sehen, was Sie besser machen könnten. Das Gleiche gilt natürlich umgekehrt: Vielleicht sehen Sie, wie einer Ihrer männlichen Mitstreiter sichtliche Probleme hat und sehr unsicher wirkt. Helfen Sie ihm ruhig aus und zeigen ihm, wie es funktionieren könnte. Da die Kursleiterin möglichst alle Teilnehmer gleichzeitig im Auge haben muss und der Fokus logischerweise auf den Frauen liegt, können die Anstrengungen ihrer Partner schnell einmal untergehen.

Tauschen Sie sich aus. Sie werden höchstwahrscheinlich so oder so mit den anderen Pärchen ins Gespräch kommen und das ist auch gut so. Wie oben bereits erwähnt, stärkt dies die Sicherheit untereinander. Sie werden bemerken, dass Sie mit Ihrer Nervosität nicht allein sind und fühlen Sich automatisch wohler, da Sie von Leidensgenossen umgeben sind. Außerdem könnte es sein, dass nicht alle der anwesenden Männer zum ersten Mal Vater werden und Ihre Unsicherheit teilen.

Einige davon können bereits mehrere Kinder haben und sind kleine Experten auf dem Gebiet der Geburt beziehungsweise dem Handling eines Babys, dennoch absolvieren sie den Kurs erneut, um die Erinnerungen aufzufrischen oder auch einfach nur, um das Bonding mit der Partnerin zu stärken, bevor erneut die schwierigste Phase des neuen Lebens beginnt. Schaffen Sie sich also ruhig einen Überblick darüber, mit wem Sie es zu tun haben bzw. was die anderen bereits für Erfahrungen gesammelt haben, denn sicherlich wird sich etwas finden, wovon Sie profitieren können.

Dont's:

Vermeiden Sie abfällige Äußerungen. Natürlich mögen Übung A und Position B etwas ulkig aussehen und Sie mögen sich von Zeit zu Zeit komisch vorkommen, aber trotzdem sollten Sie diese Gedanken für sich behalten. Die meisten Teilnehmer werden Ihre Ansichten insgeheim teilen, vielleicht ja auch Ihre eigene Partnerin. Sparen Sie sich jedoch die Kommentare und werten es zu Hause gemeinsam aus. Derartige Zwischenrufe stören unnötig den Ablauf des Kurses, rufen wiederum Unwohlsein bei den anderen Teilnehmern hervor oder stellen diese teilweise auch bloß.

Der Kurs sollte ein sicheres Umfeld für alle Beteiligten darstellen, bei dem diese sich ernsthaft auf dieses wichtige Ereignis vorbereiten können und wollen. Und vergessen Sie nicht: So lächerlich Ihnen manche Übungen auch vorkommen werden, so werden diese Ihnen nicht ohne Grund vermittelt. Sie haben sich bereits in unzähligen Fällen als sehr hilfreich erwiesen und glauben Sie mir: Wenn Ihre Partnerin gerade die vielleicht sogar schlimmsten Schmerzen ihres bisherigen Lebens ertragen muss, dann wird es ihr herzlich egal sein, wie sie bei Atemübungen oder (falls möglich) bestimmten Verrenkungen aussieht – Hauptsache, es hilft ihr.

Sehen Sie es nicht als Wettkampf an. Wenn Sie den Tipp befolgen, auch einmal einen Blick auf die anderen Pärchen zu werfen, so kann es mitunter vorkommen, dass es scheint, als würde den anderen alles viel leichter fallen. Sie wirken gefasster, wissen, wo sie anfassen und was sie tun müssen und strahlen eine Ruhe aus, so als ob dies das Selbstverständlichste der Welt wäre.

Das kann wieder verschiedene Ursachen haben: Es ist nicht das erste Kind, sie üben mit ihrer Partnerin regelmäßig zu Hause, sie belesen sich zusätzlich. Lassen Sie aber den Kopf nicht hängen oder lassen sich dazu hinreißen, Wettkampfgefühle aufkommen zu lassen, um den anderen zu zeigen, wer der beste Vater sein wird. Hier gibt es keine Ziellinie, die Sie (unbedingt als Erster, wenn überhaupt) erreichen müssen. Konzentrieren Sie sich also wieder hauptsächlich auf sich und Ihre Partnerin und absolvieren Sie den Kurs in Ihrem Tempo – wenn Sie offen dafür sind und sich bemühen, möglichst viel von diesen Stunden mitzunehmen, dann werden Sie so oder so eine große Hilfe bei der Geburt sein.

Falls Sie nun nach diesen Informationen Lust darauf haben bzw. es für nötig erachten, einen solchen Kurs zu absolvieren, aber doch Unbehagen in Hinblick auf die anderen Pärchen verspüren, so haben Sie keine Angst. Natürlich kann es auch andere Gründe dafür geben, dass Sie den Geburtsvorbereitungskurs nicht zusammen absolvieren können: Ihre Arbeitszeiten lassen es einfach nicht zu, Sie oder Ihre Frau befinden sich gesundheitlich nicht in der Lage dazu oder vielleicht fühlt sich sogar Ihre Frau wohler dabei, ihn allein zu absolvieren.

Das bedeutet aber nicht, dass Sie voll und ganz darauf verzichten müssen: Es gibt auch spezielle Geburtsvorbereitungskurse nur für Männer. Dort lernen Sie eher weniger über Atemtechniken und gymnastische Elemente, aber dafür mehr über die Entwicklung des Kindes, die spezielle Zeit nach der Geburt und was man insbesondere als Vater für sein Neugeborenes tun kann. Auch die männlichen Ängste und Sorgen werden diskutiert, wobei Sie ganz schnell merken werden, dass viele werdenden Väter die gleichen Gedanken teilen. Gemeinsam werden Sie lernen, diese Sorgen zu bewältigen und beruhigt in die turbulente

Zukunft zu blicken.

Welche Arten der Geburt gibt es?

Je näher die Geburt rückt, umso mehr geht es mit der Planung ins Detail. Allmählich wird auch die Frage, welche Art der Geburt Sie und Ihre Partnerin am liebsten wollen, aktuell. Dabei stellt sich nicht nur die Frage, ob Sie eine natürliche Geburt oder doch einen Kaiserschnitt vorziehen, sondern auch die nach dem Ort: Geburtshaus, Krankenhaus oder doch zu Hause? Um Ihnen einen Überblick zu verschaffen und womöglich die Entscheidung ein wenig zu erleichtern, sind hier die gängigsten Orte und Arten sowie deren Vor- und Nachteile aufgelistet.

Geburtshaus

Momentan finden zwar nicht mal 2 % der gesamten Geburten in Geburtshäusern statt, dennoch zeichnet sich ab, dass sich diese zunehmend größerer Beliebtheit erfreuen. Der große Unterschied zu einer Geburt im herkömmlichen Kreissaal ist, dass bewusst eine familiäre und beruhigende Atmosphäre geschaffen werden soll, ganz ohne Unmengen an technischen Geräten und einem permanenten Piepsen oder Surren diverser Maschinen, die die Geräuschkulisse ergänzen. Geburtshäuser werden ausschließlich von erfahrenen Hebammen geführt, Ärzte wird man hier in der Regel nicht finden, solange kein hohes medizinisches Risiko für Mutter oder Kind besteht.

Diese Umstände erlauben es auch, dass die Schwangere ihre Wünsche frei äußern kann und diese in den meisten Fällen auch berücksichtigt werden können, was in dem hektischen Alltag der Krankenhäuser kaum möglich ist. Der eigentliche Geburtsraum ist sehr gemütlich und wohnlich gestaltet, ein Becken für eine Wassergeburt sowie diverse Hilfsmittel (Seil, Ball, Hocker…) sind vorhanden und können nach Belieben genutzt werden.

Bei der Schmerzlinderung wird für gewöhnlich auf natürliche

Hilfsmittel und Techniken zurückgegriffen, beispielsweise durch Massagen, Atemtechniken oder Wärmflaschen. Außerdem wird die Frau dabei unterstützt, die finale Geburtsposition wenn möglich frei zu wählen. Wenn man an die meisten Krankenhausgeburten denkt, so wird man vermutlich oft das gleiche Bild vor dem geistigen Auge haben: Die Frau gebärt liegend im Bett. Dies ist aus statistischer Sicht bei 83 % dieser Geburten der Fall. In Geburtshäusern liegt dieser Anteil jedoch nur bei ca. 10 %, beliebtere Positionen sind eine Geburt in der Hocke oder auch im Stehen. Zudem werden Sie (oder bei größeren Familien auch die anderen Kinder) meist in einem gemeinsamen Zimmer untergebracht, damit Sie Ihre Partnerin zu jeder Zeit beruhigen und ihr helfen können.

Die Geburt ist hier mehr ein familiäres Ereignis als eine medizinische Routine. Die Geburt findet meist ambulant statt, wenn es also keine größeren Komplikationen gibt, können Sie mit Ihrer kleinen Familie bereits am darauffolgenden Tag nach Hause zurückkehren. Sie sind dann aber nicht auf sich allein gestellt, sondern werden von einer geschulten Nachsorgehebamme noch einige Zeit betreut.

Ein weiterer großer Vorteil ist, dass die Frau ein intensives Vertrauensverhältnis zu der Hebamme aufbauen kann, da die Hebamme, die sie bereits während der Schwangerschaft betreut, auch während der Geburt anwesend ist und die Nachsorge übernimmt. Zur Unterstützung wird bei der Geburt zusätzlich eine zweite Hebamme anwesend sein, aber durch die kleine Größe und geringe Auslastung der Geburtshäuser wird die Haupthebamme durchgehend für Ihre Frau da sein können.

Sie müssen sich jedoch auch vor Augen führen, dass diese gezielte Abkapselung von Ärzten und Krankenhäusern auch bedeutet, dass das Verfahren im Falle von Komplikationen anders abläuft. Läuft die Geburt nicht reibungslos, so kommen eher Saugglocke und Zange zum Einsatz. Ärzte werden in den seltensten Fällen hinzugerufen, um einen Kaiserschnitt durchzuführen – in der Regel nur dann, wenn auf andere Art und

Weise die Gesundheit von Mutter und Kind nicht gewährleistet werden kann.

Ihre Frau wird außerdem keine Epiduralanästhesie (PDA), also die Injektion von schmerzstillenden Mitteln in die nähere Umgebung des Rückenmarks, bekommen und auf deutlich weniger Schmerzmittel zugreifen können als in einem Krankenhaus.

Außerdem gibt es keine Notfallstation für die Babys – die Hebammen leisten in diesem Falle nur Erste Hilfe, um das Kind zu stabilisieren, bevor es mit dem Rettungswagen in die nächste Klinik geht. Doch auch wenn diese Vorstellung zunächst beängstigend klingt, so gibt es keinen Grund zur Sorge: Untersuchungen haben gezeigt, dass Entbindungen in der Geburtsklinik genauso sicher sind wie jene in Krankenhäusern.

Hausgeburt

Ähnliche Vorteile wollen auch die Frauen genießen, die sich für eine Hausgeburt entscheiden: Das familiäre, vertraute Umfeld; die persönliche Hebamme ganz allein für sich haben, keine störenden Geräte oder auch eine Vermeidung der gefühlten „Fremdbestimmung" durch die ständige Überwachung durch das Klinikpersonal.

Dennoch ist eine Hausgeburt nicht bei jeder Schwangerschaft möglich und erfordert im Voraus ein großes Maß an Planung und eine realistische Bewertung der Risiken. Sollten Sie und Ihre Partnerin also über diese Möglichkeit nachdenken, so äußern Sie Ihren Wunsch rechtzeitig Ihrer Hebamme und Ihrem Arzt gegenüber. Diese werden dann bei den regelmäßigen Vorsorgeuntersuchungen ein besonderes Augenmerk auf den Gesundheitszustand Ihrer Frau und Ihres Kindes legen. Wenn sich schon frühzeitig abzeichnen sollte, dass es bei der Geburt zu schwerwiegenden Komplikationen kommen könnte, wird die Hebamme dieses Risiko nicht verantworten wollen und Ihnen zu einer Geburt unter ärztlicher Aufsicht raten, um die Gesundheit aller gewährleisten zu können.

Beispiele für mögliche Komplikationen könnten ein Querliegen des Fötus, chronische Krankheiten der Mutter oder auch eine vor dem Muttermund sitzende Plazenta sein. Aber auch wenn während der Schwangerschaft alles auf eine gesunde, reibungslose Geburt hindeutet, so kann es während der Entbindung immer noch zu einem akuten, unvorhergesehenen Notfall kommen. Nun ist es wichtig, dass Mutter und Kind schnellstmöglich in eine Klinik gebracht werden – eine gewisse Nähe zu einem Krankenhaus wäre bei der Betrachtung einer Hausgeburt also durchaus von Vorteil, um ein schnelles Eingreifen zu ermöglichen.

Bei der ersten Geburt sollten außerdem zusätzliche Risiken einkalkuliert werden, da bei dieser die Wahrscheinlichkeit für auftretende Komplikationen ca. doppelt so hoch ist wie bei den folgenden. Es ist also bei Hebammen und Ärzten gern gesehen, wenn die Frau bereits mindestens eine reibungslose vorangegangene Geburt hatte, bevor diese über eine Hausgeburt als Möglichkeit entscheiden. In diesen Fällen sinkt das Risiko nunmehr auf 0,2 - 0,4 %, dass bei einer Hausgeburt etwas schiefgehen könnte.

Eine Hausgeburt kann also eine sehr schöne und vertraute Erfahrung sein, aber behalten Sie bei der Planung immer noch eine andere Möglichkeit im Hinterkopf, wenn Sie sie in Erwägung ziehen wollen und stellen Sie sich darauf ein, jedes kleinste Detail zu planen.

Geburt im Krankenhaus

Nun kommen wir zu den anderen ca. 98 % der Geburten, die in diversen Kliniken stattfinden. Grundsätzlich kann Ihre Frau in jedem Krankenhaus entbinden, das über eine Abteilung für Geburtshilfen verfügt. Wenn es sich um eine Hochrisikoschwangerschaft handeln sollte, sollten Sie lieber spezialisiertere Krankenhäuser in größeren Städten oder auch Universitätskliniken wählen, da diese zusätzlich über Perinatalzentren, also Intensivstationen für Neu- und Frühgeborene, verfügen. Sie sind also im Falle eines Notfalls bestens abgesichert und müssen sich keine Sorgen darüber machen, erst zu spät medizinische Hilfe zu bekommen. Auch alle Hilfsmittel (Saugglocke, Zange etc.) sind schnell zur Hand und die Einleitung eines Kaiserschnitts ist schnell und ohne Umstände möglich.

Betreut wird die Geburt in der Regel von einem Arzt/einer Ärztin sowie einer Hebamme. Wenn es sich bei der Hebamme, die Sie bereits während der Schwangerschaft betreut, nicht um eine Beleghebamme handelt, wird diese Aufgabe vermutlich von einer anderen Hebamme übernommen, die direkt mit dem Krankenhaus zusammenarbeitet.

Informieren Sie sich rechtzeitig im Voraus über die Angebote und Leistungen der Krankenhäuser in Ihrer näheren Umgebung, die für die Entbindung in Betracht kommen. Mittlerweile gibt es nämlich einige wenige, die sogenannte „Hebammenkreissäle" anbieten: Dort werden Sie, ähnlich wie in einem Geburtshaus, von zwei Hebammen betreut, die Hinzuziehung eines Arztes erfolgt nur in Notfällen. Zudem rücken die Krankenhäuser und Kliniken immer mehr von einer „sterilen" und kalt und lieblos anmutenden Atmosphäre in den Kreissälen ab und orientieren sich mehr an den alternativen Geburtsformen. Oft findet man nun schon eine heimeligere Umgebung und auch die Wünsche der werdenden Mutter werden zunehmend berücksichtigt.

Eine Gebärwanne mag beispielsweise zu finden sein, die Frau ist nicht mehr dazu gezwungen, auf dem Rücken liegend im Krankenhausbett zu entbinden. Hilfsmittel wie Seile, Bälle etc. sind auch schon oft vorhanden. Natürlich bringt eine Krankenhausgeburt aber auch Nachteile mit sich. Wenn Sie nun wie gesagt von keiner Beleghebamme betreut werden, so kann es zu gewissen Unregelmäßigkeiten bei der Betreuung kommen. Da die Hebammen in Schichten arbeiten und sich nicht wenige Geburten über den Verlauf mehrerer Stunden hinziehen, kann es also durchaus vorkommen, dass nicht durchgehend eine Hebamme im

Kreissaal anwesend ist. Zudem kann es auch dazu kommen, dass die Hebamme zwischendurch wechselt – in manchen Fällen sogar während der Geburt. Außerdem ist eine 1:1-Betreuung aufgrund der großen Anzahl der Geburten nicht möglich, eine Hebamme ist also für viele Geburten gleichzeitig zuständig.

Sie sollten also, wenn Sie sich für die Entbindung in einem Krankenhaus entscheiden, überlegen, welche Art der Betreuung Ihnen lieber ist und womit sich Ihre Frau am meisten wohlfühlt. Wenn Sie sich eine 1:1-Betreuung wünschen, dann sollten Sie sich so schnell wie möglich über die Beleghebammen in Ihrer Umgebung informieren und Kontakt aufnehmen, damit eine möglichst umfassende Betreuung vom Beginn der Schwangerschaft an stattfinden kann.

Der große Unterschied ist, dass diese nicht bei einem Krankenhaus direkt angestellt, sondern freiberuflich tätig sind. Sie haben dafür mit einer oder mehreren Geburtskliniken Verträge abgeschlossen, die von ihnen betreuten Schwangeren werden also auch in einer dieser Kliniken entbinden. Ihre Hebamme wird sich dann zusätzlich dafür einsetzen, dass die Wünsche Ihrer Frau, die sie bereits während der Schwangerschaft geäußert hat, bei der Geburt bestmöglich umgesetzt werden können.

Beleghebammen können mit zusätzlichen Kosten für Sie verbunden sein, das richtet sich aber nach Ihrer Versicherung. Die gesetzlichen Krankenkassen decken die Kosten ab, aber bei den privaten kann es vorkommen, dass nur ein kleiner Teil übernommen wird oder sogar alle Kosten auf Ihnen lasten. Aber auch bei gesetzlich Versicherten kann es zu Mehrkosten kommen: Mit der Hebamme wird im näheren Zeitraum um den errechneten Geburtstermin herum eine Rufbereitschaft vereinbart, damit Ihre Hebamme zu jeder Zeit bereit ist, ins Krankenhaus zu eilen und die Geburt zu betreuen. Diese Rufbereitschaft wird von vielen gesetzlichen Krankenkassen übernommen, aber nun mal nicht von allen.

Informieren Sie sich also rechtzeitig, ob bei der Wahl einer Beleghebamme zusätzliche Kosten für Sie entstehen und wenn ja, in welcher Höhe.

Die natürliche Geburt

Unter der natürlichen Geburt versteht man eine Geburt, die vaginal vonstattengeht, spontan beginnt (also ohne künstliche Einleitung) und auch sonst ohne ärztliche Maßnahmen auskommt. Umgangssprachlich würde man sie wohl auch als ‚normale' Geburt bezeichnen. Das sagt allerdings nichts darüber aus, wo die Geburt stattfindet: Eine natürliche Geburt kann sowohl zu Hause als auch im Krankenhaus geschehen. Auf Schmerzmittel, vor allem die PDA, wird in diesen Fällen verzichtet, um die Geburt mit all ihren Facetten zu erleben und die Empfindung nicht zu verfälschen.

Die meisten Frauen wünschen sich eine natürliche Geburt, allerdings ist das nicht in jedem Fall möglich. Wenn Komplikationen auftreten, die einen reibungslosen Ablauf verhindern oder gar das Leben von Mutter und Kind gefährden, sollte unbedingt auf Hilfsmittel wie die Saugglocke oder einen Kaiserschnitt zurückgegriffen werden! Es sollte also nie aus Prinzip ausgeschlossen werden, dass Eingriffe von ärztlicher Seite stattfinden, da dies sonst schwerwiegende Folgen haben kann.

Wenn Ihre Frau sich eine natürliche Geburt wünscht, die aber in einem Krankenhaus stattfinden soll, so ist es ratsam, dies im Vorfeld mit dem Personal der jeweiligen Klinik zu besprechen. So ist dieses optimal auf die Situation vorbereitet, hält sich weitestgehend aus der Entbindung heraus, aber ist auch sofort mit den entsprechenden Hilfsmitteln zur Stelle, wenn es doch benötigt wird.

Vorteile der natürlichen Geburt:
• Kinder, die vaginal geboren werden, haben beim Start ins Leben

seltener mit Atembeschwerden zu kämpfen.

- Auch das Risiko für Asthma ist bei vaginal geborenen Kindern um 20 % geringer als bei Kindern, die per Kaiserschnitt zur Welt kamen.
- Allergien und Nahrungsmittelunverträglichkeiten treten bei vaginal geborenen Kindern seltener auf.
- Bei der vaginalen Geburt nehmen Kinder Bakterien der Mutter auf. Diese siedeln sich im Darm des Kindes an und fördern die Entwicklung des Immunsystems.
- Nach einer natürlichen Geburt empfinden Mütter weniger Schmerzen beim Stillen als nach einem Kaiserschnitt. Zudem werden Hormone ausgeschüttet, die die Milchbildung anregen.

Nachteile und Risiken:

- Die natürliche Geburt kann, anders als ein Kaiserschnitt, nicht von A bis Z durchgeplant werden. Keiner weiß, wann sie beginnt, wie lange sie dauern wird und ob Komplikationen auftreten werden.
- Möglicherweise können Geburtsverletzungen wie Dammrisse oder Hämorrhoiden entstehen. Diese verschwinden zwar nach einiger Zeit wieder, allerdings braucht die Heilung Zeit. Manchmal wird auch ein Dammschnitt durchgeführt – allerdings heilt ein Dammriss oft schneller ab als ein Schnitt!
- Durch die hohe Belastung und den Druck wird der Beckenboden in Mitleidenschaft gezogen. Dem kann man allerdings durch Übungen, die die Beckenbodenmuskulatur gezielt stärken sollen, sowohl vor als auch nach der Geburt entgegenwirken.
- Jedoch gibt es auch einige Umstände, die die Durchführung einer natürlichen Geburt verhindern. Beispiele dafür wären ein

Geburtsstillstand, eine um den Hals des Kindes gewickelte Nabelschnur und auffällige Herztöne des Kindes, bei denen die Ärzte sofort eingreifen.

Da Sie nun schon gelernt haben, dass viele Risiken und Komplikationen während der Geburt auftreten könnten, ist es auch wichtig, sich im Voraus mit den besonderen Maßnahmen auseinanderzusetzen, die in diesen Fällen Anwendung finden können:

Die Saugglocke

Sollte es in der Endphase der Geburt plötzlich zu einem Stillstand kommen, das Baby Anzeichen für erhöhten Stress zeigt oder die Mutter keine Kraft mehr hat, kann der Einsatz einer Saugglocke notwendig werden. Stagniert der Geburtsprozess, wenn der Kopf des Kindes bereits am Beckenausgang sichtbar wird, könnte nämlich die Sauerstoffversorgung knapp werden. Bei der Saugglocke handelt es sich um eine kleine Halbkugel aus Silikon oder Metall, die auf dem Kopf des Kindes angesetzt wird und sich dort mittels starken Unterdrucks festsaugt.

Wenn die Mutter bei der nächsten Wehe stark presst, wird das Kind somit herausgezogen. Bevor die Saugglocke zum Einsatz kommt, bekommt die Mutter entweder eine lokale Betäubung oder eine PDA (Periduralanästhesie). Dann wird die Saugglocke, die mit einer Pumpe verbunden ist, am Köpfchen des Kindes angesetzt. Mit Hilfe der Pumpe wird nun Unterdruck erzeugt, sodass sich die Saugglocke richtig festsaugt.

Bevor es nun an das Herausziehen des Kindes geht, wird noch einmal untersucht, ob die Saugglocke richtig sitzt und auch keine Weichteile der Mutter versehentlich mit eingeklemmt wurden. Nach einem Probezug, bei dem getestet wird, ob sich das Kind mit der Saugglocke mitbewegt, wird der starke Druck der nächsten Presswehe genutzt, um das Kind bis zur Nacken-Haar-Grenze herauszuziehen. Sobald das Kind diese Grenze passiert hat, kann die Saugglocke entfernt und die vaginale Geburt ohne weitere Hilfsmittel fortgesetzt werden.

Übrigens kommen 6 % aller Kinder mit Hilfe einer Saugglocke auf die Welt!

Vorteile der Saugglockengeburt:
• Durch den Einsatz einer Saugglocke kann eine stagnierende Geburt schnell zum Ende gebracht werden. • Die Saugglocke kann schnell und spontan eingesetzt werden, ohne langfristige Folgen für Mutter und Kind nach sich zu ziehen.

Nachteile der Saugglockengeburt:
• Sollte der Unterdruck zu schwach sein, kann die Saugglocke vom Kopf des Kindes abreißen. Das kann in vereinzelten Fällen zu Hirnblutungen führen. • Bei der Geburt von Frühchen kann die Saugglocke nicht eingesetzt werden, da diese ohnehin einem größeren Hirnblutungsrisiko ausgesetzt sind. • Nach einer Saugglockengeburt bleibt am Kopf des Kindes eine etwa faustgroße Schwellung zurück. Allerdings ist sie harmlos und bildet sich meistens schon nach ein paar Tagen wieder zurück.

PDA

Die PDA (Periduralanästhesie) ist eine Spritze, die ins Rückenmark der gebärenden Frau gesetzt wird. Dies kann notwendig werden, wenn die Schmerzen bei der Geburt so stark oder so langanhaltend werden, dass die Gebärende sie nicht mehr aushalten kann.

Dabei bleiben die Frauen bei vollem Bewusstsein: Sie können

sowohl den Geburtsprozess und das Pressen noch spüren als auch zum Pressen aktiv selbst beitragen. Lediglich das Schmerzempfinden wird unterhalb der Einstichstelle, die sich zwischen zwei Wirbelkörpern im Lendenbereich befindet, stark behindert.

So kann die Geburt nach einer PDA oft reibungslos und ohne weitere Komplikationen zum Ende gebracht werden. Auch wenn viele Frauen sich im Vorfeld wünschen, die Geburt auf ganz natürliche Art und Weise und ohne jegliche Hilfsmittel zu bewältigen, ändern sie angesichts der Schmerzen oft ihre Meinung – mitunter wird eine PDA sogar medizinisch notwendig. Auch bei einem Kaiserschnitt kann sie zum Einsatz kommen. Übrigens wird eine PDA immer von einem Anästhesisten durchgeführt und im Anschluss an die Geburt sorgfältig überwacht, damit etwaige Schädigungen ausgeschlossen und notfalls behandelt werden können.

Wenn Ihre Partnerin während der Geburt den Wunsch nach einer PDA äußert, versuchen Sie auf keinen Fall, sie davon abzubringen! Das Ausmaß ihrer Schmerzen werden Sie niemals nachvollziehen können und die wenigsten Frauen gehen mit diesem Thema leichtfertig um. Gerade für Frauen, die sich eine natürliche Geburt sehr gewünscht haben, kann es im Nachhinein psychisch schwer zu verarbeiten sein, wenn sie dann während der Geburt doch auf ein Hilfsmittel wie die PDA zurückgreifen mussten.

Respektieren Sie also ihren Wunsch und unterstützen Sie sie darin, insbesondere wenn ihr beispielsweise von Seiten besonders hartgesottener Hebammen oder Ärzte Gegenwind entgegenschlägt. Letzten Endes geht es darum, dass Mutter und Kind die Geburt so unbeschadet und stressfrei wie nur möglich überstehen - es gibt keinen Blumentopf zu gewinnen für das eisernste Durchstehen der stärksten Schmerzen. Immerhin greifen ganze 25 % aller gebärenden Frauen auf eine PDA zurück!

Vorteile der PDA:

- Besonders schmerzhafte und langwierige Geburtsprozesse können durch die PDA massiv erleichtert werden. Insbesondere, wenn die Gebärende entkräftet ist oder die Wehen sie in Panik versetzen, kann dies nicht nur hilfreich, sondern sogar notwendig sein.

- Die Mutter bleibt nach der PDA bei vollem Bewusstsein. Anders als bei einer Vollnarkose spürt sie weiterhin den Geburtsprozess – allerdings nicht mehr in Form von Schmerzen, sondern als Druck.

- Auch das aktive Pressen in der Endphase wird durch die PDA nicht verhindert. Lediglich wenn das Medikament zu hoch dosiert wurde, kann ein Taubheitsgefühl im Unterleib hinderlich werden.

- Die Kosten für eine PDA werden in den meisten Fällen vollumfänglich von der Krankenkasse übernommen.

Nachteile der PDA:

- Bei einer PDA kann es vorkommen, dass die Hirnhäute, die ins Rückenmark hinunterreichen, versehentlich verletzt werden. Hierbei spricht man vom Postpunktionellen Syndrom. Ist dies der Fall, können im Nachhinein Kopfschmerzen, Schwindel und Übelkeit bis hin zum Erbrechen auftreten. Diese Nachwirkungen sind unangenehm, aber harmlos und verschwinden meist nach wenigen Tagen wieder.

- Die Muskelkoordination in Rumpf und Beinen wird durch die Betäubung eingeschränkt. Deshalb sollten Frauen nach einer PDA-Geburt niemals versuchen, selbstständig aufzustehen, da sie stürzen könnten.

- In seltenen Fällen kann es zu Krämpfen, Brustschmerzen oder Missempfindungen in den Muskeln kommen. Diese Symptome sollten unbedingt ärztlich abgeklärt werden!

• Häufig haben Frauen nach einer PDA mit dem Gefühl zu kämpfen, sie hätten die Geburt nicht gänzlich miterlebt oder werfen sich vor, sie hätten es nicht aus eigener Kraft geschafft. Das kann psychisch weitreichende Folgen haben und auch Wochenbettdepressionen begünstigen. Allerdings können Sie als Partner ihr in diesem Falle eine enorme Stütze sein. In den gesamten neun Monaten der Schwangerschaft haben sie und ihr Körper Enormes geleistet und sie hat es geschafft, einen hoffentlich gesunden, doch in jedem Falle lebendigen und liebenswerten Menschen das Licht der Welt erblicken zu lassen!

Der Kaiserschnitt

Wenn eine Frau nicht auf natürlichem, also vaginalem Wege gebären kann oder will, ist häufig der Kaiserschnitt (auch Sectio genannt) eine Lösung – und das häufiger, als man vielleicht vermuten würde: Etwa ein Drittel aller Geburten wird per Kaiserschnitt durchgeführt! Dabei gibt es noch verschiedene Arten des Kaiserschnittes, zwischen denen unterschieden werden muss. So unterscheidet man zwischen der primären und der sekundären Sectio.

Die primäre Sectio bedeutet, dass der Kaiserschnitt bereits vor Beginn der Geburt geplant werden muss, da hierfür eine medizinische Notwendigkeit vorliegt. Dies ist der Fall, wenn eine vaginale Geburt nicht möglich ist, beispielsweise weil sich das Kind in Querlage befindet, der Kopf des Kindes zu groß für das Becken der Mutter ist, aber auch bei vorzeitiger Ablösung der Plazenta oder bei bakterieller Infektion der Fruchthöhle. Wird aus solchen oder ähnlichen Gründen heraus eine primäre Sectio notwendig, so wird sie noch vor dem Einsetzen der Wehen durchgeführt. Manche Frauen oder Paare beschließen auch ohne medizinische Notwendigkeit, das Kind per Kaiserschnitt zu entbinden. Dies kann vielerlei persönliche Gründe haben, beispielsweise die Angst vor Verletzungen bei der Geburt oder dass die Planungssicherheit aus psychischen Gründen oder sonstigen (der Lebenssituation geschuldeten)

Umständen heraus unabdingbar wird.

Sollten Sie und Ihre Partnerin dahingehende Überlegungen anstellen, sprechen Sie das Thema möglichst beim nächsten Frauenarztbesuch an! Viele Ärzte stehen dem Kaiserschnitt, der ohne medizinische Notwendigkeit durchgeführt wird, skeptisch gegenüber, da er für das Neugeborene und seinen Start ins Leben so machen Nachteil mit sich bringt. Doch letzten Endes ist es Ihre individuelle Entscheidung, die Sie mit Sicherheit nicht leichtfertig treffen.

Von der sekundären Sectio hingegen spricht man, wenn die vaginale Geburt bereits begonnen hat, aber aufgrund von medizinischen Indikationen nicht auf natürlichem Wege fortgesetzt werden kann. Dies kann beispielsweise der Fall sein, wenn die Geburt stagniert und auch durch Hilfsmittel wie beispielsweise der Saugglocke nicht beschleunigt werden kann oder wenn sich die Nabelschnur um den Hals des Kindes gelegt hat und die Sauerstoffversorgung knapp wird. In jedem Falle sollte, sobald das Leben und die Unversehrtheit von Mutter und Kind auf dem Spiel stehen, sofort gehandelt werden! Vertrauen Sie hierbei unbedingt auf die Einschätzung der Ärzte und Hebammen – sie wissen, was zu tun ist und werden auf jeden Fall Sorge dafür tragen, Ihre Partnerin und Ihr Kind gesund und unversehrt durch den Geburtsprozess zu bringen.

Ein Kaiserschnitt wird immer unter Betäubung durchgeführt. Hierfür stehen verschiedene Narkosemethoden zur Verfügung, allerdings wird in den meisten Fällen eine lokale Betäubung wie die Spinal- oder Periduralanästhesie (PDA) angewandt. Diese Methoden der lokalen Betäubung bergen den Vorteil, dass das Schmerzempfinden für den relevanten Bereich zwar ausgeschaltet wird, die Patientin aber bei vollem Bewusstsein bleibt.

Natürlich kann der Kaiserschnitt alternativ auch unter Vollnarkose durchgeführt werden. In diesem Falle bekommt die Patientin von der

Operation nichts mit. Da die Vollnarkose deutlich schneller wirkt als die örtliche, muss sie vor allem bei Notkaiserschnitten eingesetzt werden. Allerdings bergen die örtlichen Betäubungsmethoden weniger Risiken für das Kind, da die Betäubungsmittel nicht ins mütterliche (und folglich ins kindliche) Blut gelangen. Zwar dauert es immer eine gewisse Zeit, bis die Regionalanästhesie (lokale Betäubung) ihre Wirkung zeigt, allerdings verbleibt der Katheter bis nach der Geburt an Ort und Stelle, was bedeutet, dass auch nach der Operation noch Schmerzmittel auf diesem Wege zugeführt werden können. Außerdem ist es vielen Müttern wichtig, den Moment, in dem ihr Kind das Licht der Welt erblickt, bei vollem Bewusstsein mitzuerleben und es sofort in den Arm zu nehmen.

Doch wie läuft ein Kaiserschnitt eigentlich ab? Und gibt es auch hier Unterschiede in der Durchführung? Tatsächlich: Die gibt es. Doch zumindest der Beginn der Operation verläuft immer gleich: Die Operation wird begonnen mit dem sogenannten Pfannenstiel-Schnitt. Das ist ein etwa acht bis zwölf Zentimeter langer Schnitt, der am Unterbauch verläuft. Hierbei werden Haut-, Fett- und Muskelschichten durchtrennt. Die Harnblase liegt nun frei und muss vorsichtig beiseitegeschoben werden, damit die Gebärmutter zugänglich wird.

Diese wird nun mit einem Schnitt geöffnet und anschließend mit den Fingern noch weiter aufgedehnt, bis das Kind hindurchpasst. Nun kann es herausgeholt werden und der Moment, in dem Sie und Ihre Partnerin es endlich in Ihre Arme schließen können, ist gekommen. In der Zwischenzeit wird noch die Plazenta entnommen und im Anschluss werden die einzelnen Schichten der Gebärmutter und der Bauchwand vernäht.

Die sanftere Alternative zum eben beschriebenen Verfahren ist die Misgav-Ladach-Technik. Diese ist insgesamt schonender für die Gebärende und unterscheidet sich vom klassischen Kaiserschnitt dadurch, dass nach dem Pfannenstiel-Schnitt die weiteren Schichten nicht wie oben beschrieben durch Schneiden durchtrennt werden, sondern nur durch Dehnen und Reißen.

Nun mag das für Sie möglicherweise nach allem anderen als einem sanften Verfahren klingen, doch tatsächlich ergeben sich dadurch einige Vorteile: Das Gewebe wird durch das Reißen und Dehnen insgesamt weniger verletzt als durch das Schneiden, die Mutter verliert weniger Blut, hat nach der Operation weniger Schmerzen und muss in den meisten Fällen anschließend weniger Zeit im Krankenhaus bleiben. Außerdem erspart diese Methode gegenüber der klassischen einiges an Zeit und ist somit insbesondere bei Notkaiserschnitten praktisch.

Vorteile des Kaiserschnitts:

- Der Kaiserschnitt ist eine großartige medizinische Errungenschaft, der viele Menschen ihr Leben zu verdanken haben. Früher – und in medizinisch weniger entwickelten Teilen der Welt noch heute – mussten und müssen unzählige Frauen und Kinder bei der Geburt wegen zu hohem Blutverlust, mangelnder Sauerstoffversorgung oder sonstigen schweren Komplikationen ihr Leben lassen. Die Sterberate bei Geburten konnte durch den Kaiserschnitt erheblich reduziert werden!
- Der geplante Kaiserschnitt bietet Sicherheit sowohl in Bezug auf die terminliche Planung als auch auf emotionaler Ebene.
- Geburtsverletzungen wie Dammrisse oder -schnitte werden verhindert.

Risiken beim Kaiserschnitt:

- Die Mutter verliert mehr Blut als bei der natürlichen Geburt.
- Blutgerinnsel wie Thrombosen oder Embolien können sich bilden.
- Das Infektionsrisiko ist erhöht.
- Benachbarte Organe wie z. B. die Harnblase, der Harnleiter oder der

Darm können verletzt werden.

- Sichtbare Narben bleiben zurück; in schweren Fällen kann es sogar zu Verwachsungen kommen.

- Die Mutter kann psychische Langzeitfolgen wie eine posttraumatische Belastungsstörung entwickeln.

- Auch das Bindungsverhalten zwischen Mutter und Kind kann erschwert werden, insbesondere da das Stillen bei vielen Müttern nach einem Kaiserschnitt mit Komplikationen einhergeht. Das liegt daran, dass die Hormonausschüttung nicht in dem Maße angeregt wird, wie es bei der vaginalen Geburt der Fall ist.

- Bei erneuter Schwangerschaft besteht ein erhöhtes Risiko für eine Fehllage der Plazenta oder ein Einreißen der Gebärmutter. Häufig entsteht erneut die Notwendigkeit einer Entbindung per Kaiserschnitt.

- Das Kind kann Schwierigkeiten bei der physischen Anpassung an die neuen Lebensbedingungen haben. Insbesondere Atemprobleme sind nach einem Kaiserschnitt häufig.

- Das Kind könnte bei der Geburt verletzt werden, beispielsweise durch Schnitte.

- Da das Kind – anders als bei der vaginalen Geburt – nicht mit der natürlichen Bakterienflora der Mutter in Berührung kommt, ist es einer erhöhten Infektanfälligkeit ausgesetzt.

An alles gedacht?

Sie haben nun in diesem Kapitel so eine Fülle an Informationen rund um die Geburtsvorbereitung gelernt, dass es mitunter schwierig werden kann, alle wichtigen Aspekte zu verinnerlichen und an alles zu denken. Nehmen Sie sich die Übersicht also ruhig so oft vor, wie Sie es benötigen und setzen Sie sich mit Ihrer Partnerin zusammen, um einen Weg zu finden, die Geburtsvorbereitung für Sie beide so angenehm wie möglich zu gestalten.

So ist es notwendig, darüber zu sprechen, ob Sie beide an einem Geburtsvorbereitungskurs teilnehmen wollen oder lieber darauf verzichten und sich anderweitig Möglichkeiten suchen, um sich hinreichend über dieses Thema zu informieren. Diese Kurse sind wie gesagt kein Muss, aber dass Sie Ihrer Frau bei der Geburt beistehen und sie bestmöglich unterstützen können, sollte es sein.

Auch was letztendlich die Durchführung der Geburt selbst betrifft, sollten Sie gut miteinander kommunizieren. Diskutieren Sie ruhig ausführlich über die Vor- und Nachteile der einzelnen Arten, lassen Sie sie ihre Wünsche und Ängste äußern und unterstützen Sie sie dabei, die für sie richtige Verfahrensweise zu ermitteln. Natürlich können Sie auch Ihre Meinung mitteilen und Ihr sagen, was sich für Sie gut anhört oder bei welcher Praxis Sie eher ein ungutes Gefühl hätten.

Bedenken Sie aber stets, dass diese Entscheidung letzten Endes von Ihrer Partnerin allein getroffen werden muss. Versuchen Sie also nicht, Ihr eine bestimmte Art und Weise vorzuschreiben oder ihr eine andere verbieten zu wollen. Dieses Erlebnis ist mit erheblichen Schmerzen, anderen negativen Begleiterscheinungen und in schlimmen Fällen sogar mit Traumata verbunden, deswegen ist es unabdingbar, ihr die Geburt so angenehm wie möglich zu gestalten und ihr ihre Wünsche und Vorstellungen möglichst zu erfüllen.

Was zählen sollte, ist die Gesundheit Ihrer Partnerin und Ihres Kindes - also, solange diese gewährleistet ist, sollte keine Art der Geburt (von Ihrer Seite aus) grundsätzlich ausgeschlossen werden. Damit Sie Ihre ganzen Gedanken sinnvoll und übersichtlich festhalten können, bietet sich die Erstellung eines Geburtsplanes an. Diesen formulieren Sie im Vorfeld schriftlich, alternativ können Sie sich auch eine Vorlage aus dem Internet oder von manchen Krankenhäusern beschaffen oder die

Wünsche mit den Hebammen vor Ort durchgehen, die sich dann Notizen zu den wichtigen (und umsetzbaren) Punkten machen. Am sinnvollsten ist es jedoch, diesen im Voraus aufzustellen, damit Sie im späteren Trubel rund um die Geburt nichts vergessen. Sie händigen ihn dann bei der Ankunft im Krankenhaus einfach dem Personal aus, das sich dann um alles Weitere kümmern wird.

Neben einer besseren Organisation bringt er aber auch noch einen weiteren großen Vorteil mit sich: Ihre Frau merkt dadurch umso deutlicher, dass sie ein Mitspracherecht hat und die Geburt (gerade in Kliniken und unter der Aufsicht von Ärzten) nicht fremdbestimmt ist. Natürlich ist es sinnvoll, auf die Räte der Ärzte und Hebammen zu hören, da sie keine Risiken für Frau und Kind eingehen wollen, aber trotzdem hat sie das Recht, manchen Eingriffen zu widersprechen oder auch die Verwendung bestimmter Schmerzmittel abzulehnen.

Hier sind einige wichtige Punkte, die der Plan außerdem umfassen sollte:

- Wer begleitet die Schwangere zur Geburt und welche Rolle übernehmen diese Personen? Können sie wichtige Entscheidungen für die Mutter treffen, wenn diese nicht dazu in der Lage sein sollte? Sollen sie permanent anwesend sein oder bei bestimmten Untersuchungen den Kreissaal verlassen?
- Wie kann das Wohlbefinden Ihrer Partnerin gesteigert werden?
- Gibt es Wünsche zur Durchführung der Geburt? Wie soll sich das Personal verhalten, soll es lieber im Hintergrund bleiben oder wünscht sie sich eine volle Betreuung? Wie möchte sie gebären? Wünscht sie sich bestimmte Hilfen?
- Wie soll mit den Schmerzen umgegangen werden?
- Diverses rund um die Geburt sowie kurz danach: Ist Ihrer Frau im Fall der Fälle ein Dammriss oder ein gezielter Schnitt lieber? Soll das Baby gewaschen werden, bevor es der Mutter überreicht wird? Will sie die

Plazenta sehen oder soll diese entsorgt werden? Wer soll die Nabelschnur durchtrennen?

- Sollen Stammzellen entnommen werden?
- Der Plan kann noch beliebig ergänzt und erweitert werden. Halten Sie die Stichpunkte aber trotzdem kurz und knackig, damit das Personal es leichter hat.
- Zudem sollten Sie schon rechtzeitig, also einige Wochen vor dem geplanten Geburtstermin, die Tasche für das Krankenhaus fertig gepackt und griffbereit haben. Darin enthalten sein sollten Kleidung für Ihre Frau, Hygieneartikel, wichtige Dokumente, Snacks, evtl. Medikamente, Sachen für das Baby und auch persönliche Gegenstände (Kuscheltier, Lieblingskissen...), die den Krankenhausaufenthalt erleichtern.
- Wenn der Geburtsplan steht, Sie Ihre Einkaufsliste abgearbeitet haben und die Wohnung/das Haus entsprechend auf Ihren Zuwachs vorbereitet und eingerichtet wurde, dann können Sie nun die letzte Zeit vor der Geburt genießen und sich darauf freuen, bald Ihren kleinen Sonnenschein in Ihrem Leben begrüßen zu dürfen – und das sogar bestens vorbereitet und für alles gewappnet.

ES GEHT LOS – DIE GEBURT

Wenn die Wehen einsetzen

Bereits einige Wochen vor der Geburt wird Ihre Frau merken, dass die Schwangerschaft sich langsam, aber sicher ihrem Ende nähert – in dieser Zeit setzen bereits die Übungswehen ein. Diese sind zum Glück noch nicht mit Schmerzen verbunden, sie äußern sich eher durch einen verstärkten Harn- und Stuhlgang, da das Baby kurz vor der Entbindung bereits tiefer ins Becken sinkt. Dementsprechend drückt es nun weniger auf die oberen Organe wie die Lunge, was Ihre Frau auch wieder leichter atmen lässt. Nun dauert es nicht mehr lange und der Muttermund wird sich öffnen – die Wehen setzen ein. Das weitere Vorgehen richtet sich nun nach dem Fortschritt der Schwangerschaft: Hat Ihre Frau die 37. Schwangerschaftswoche noch nicht erreicht, so sollten Sie sofort ins Krankenhaus fahren, da Ihr Kind als Frühchen zur Welt kommen könnte. Ist die Schwangerschaft aber schon weiter fortgeschritten, so müssen Sie noch nicht in Panik verfallen.

Es reicht aus, wenn Sie noch ein wenig abwarten, bis die Wehen regelmäßiger auftreten, bevor Sie sich in die Klinik oder ins Geburtshaus begeben. Ihre Frau befindet sich nun in der sogenannten Latenzphase, während der sich der Kopf des Kindes langsam in den Beckenring schiebt. Diese kann bis zu 24 h andauern, deswegen sollte sie die verbleibende Zeit mit etwas verbringen, was sie entspannt. Wenn möglich, ist auch Schlaf eine gute Idee, denn so schnell wird sie in der nächsten Zeit nicht wieder dazu kommen.

Der Weg ins Krankenhaus

Wenn der Muttermund sich 3 - 4cm geöffnet hat, was sich durch Wehen in regelmäßigen Abständen von 10 Minuten äußert, wird es Zeit, die Tasche zu nehmen und sich zum Krankenhaus zu begeben (oder, im Falle einer Hausgeburt, die Hebamme zu rufen). Wenn Sie selbst fahren, dann versuchen Sie, Ihre Aufregung bestmöglich zu unterdrücken. Es ist nicht notwendig, mit überhöhter Geschwindigkeit Richtung Klinik zu rasen, nur um im schlimmsten Fall Sie drei in Gefahr zu bringen – wenn Ihr Kind es ganz eilig haben sollte, fahren Sie rechts ran und rufen den Rettungswagen.

Versuchen Sie auch, Ihre Frau zunächst zu beruhigen, soweit Ihnen das möglich ist. Die Aufregung und Realisation, dass es nun ernst wird, trifft Sie beide mit voller Wucht und wird in Ihrer Frau eine Mischung aus verschiedenen Gefühlen hervorrufen. Reden Sie Ihr also während der Fahrt gut zu und zeigen ihr, dass sie keine Angst haben muss und Sie da sind, um sie zu unterstützen. Alles wird gut. Außerdem wird das Reden auch Sie selbst wieder erden und Ihnen dabei helfen, die Ruhe zu bewahren.

Im Kreissaal

Kurze Zeit später sollten Sie dann unbeschadet im Krankenhaus angekommen sein und den Kreissaal bezogen haben. Von nun an wird Ihre Frau von der Hebamme überwacht, die in regelmäßigen Abständen den Muttermund und die Lage des Köpfchens kontrolliert. Sie kann sich nun schon mal mit den vorhandenen Hilfsmitteln vertraut machen und überlegen, ob sie die Geburtswanne ausprobieren möchte.

Wenn die Fruchtblase noch nicht geplatzt ist, so wird sie es in der Regel während dieser Phase. Von diesem Zeitpunkt an drückt das Köpfchen immer stärker Richtung Becken, die Wehen werden stärker. Bei dem ersten Kind dauert diese Phase (also bis zu der vollständigen Öffnung des Muttermunds von ca. 10 cm) meist zwischen 8 und 13 Stunden, bei folgenden Geburten sind es immerhin noch 6. Wenn dies erreicht ist, durchläuft Ihre Frau einen Wehenzyklus von 6-7-mal in 15 Minuten, wobei jede Wehe ca. 60 Sekunden anhält. Das Köpfchen befindet sich nun im Geburtskanal, was sie zum Mitschieben animiert.

Eine langsame und kräftige Atmung ist hier essenziell, um diesen Impuls optimal zu unterstützen. Eine hockende oder stehende Position der Mutter kann diese Phase zusätzlich beschleunigen, da so die Schwerkraft mitgenutzt wird. Kurze Zeit später wird das Köpfchen auch schon zu sehen sein und die Hebamme nimmt ihren Platz vor dem Unterleib Ihrer Frau ein, um zunächst den Damm zusätzlich zu stützen (um einem Riss entgegenzuwirken) und anschließend das Baby zu halten. Von der vollständigen Öffnung des Muttermundes bis hin zur vollendeten Geburt vergehen in der Regel einige Minuten bis zwei Stunden. Ist Ihr Baby nun erst einmal auf der Welt, kann Ihre Frau zunächst kurz durchatmen, bevor sie dann ihr Kind überreicht bekommt. Nun gilt es, noch die Nachwehen zu überstehen, bei der die Plazenta vollständig ausgestoßen werden muss. Auch eventuell aufgetretene Genital- oder Dammverletzungen werden nun behandelt. Sie bleiben nun noch eine kurze Zeit im Kreissaal und können Ihr kleines Wunder begrüßen, bevor Ihre Frau auf ein anderes Zimmer verlegt wird.

II. Das erste Lebensjahr

WAS BRAUCHT EIN NEUGEBORENES?

Spätestens nach wenigen Tagen sollten Sie nun zu dritt das Krankenhaus verlassen und in Ihr Heim zurückkehren. Die vielseitigen Anforderungen der Schwangerschaft liegen noch nicht lange hinter Ihnen und doch kommen schon die nächsten auf Sie zu. Bisher ging es größtenteils um die Bedürfnisbefriedigung Ihrer schwangeren Partnerin, doch nun ist auf einmal ein neuer Mensch mit von der Partie, der wiederum eigene Ansprüche besitzt. Doch was braucht so ein Neugeborenes eigentlich?

Zunächst noch nicht so viel, möchte man meinen. Man unterscheidet 5 Grundbedürfnisse, die jedes Neugeborene hat, diese sind dafür aber umso wichtiger für seine gute Entwicklung:

1. Nähe. Gerade die Nähe zur Mutter ist für Babys unerlässlich – es spürt die Wärme ihrer Haut, ihren Herzschlag und nimmt den bekannten Geruch wahr. Dies erinnert es an die Zeit im Mutterleib, es fühlt sich beschützt und geborgen in dieser fremden, noch ganz unbekannten Welt.

2. Platz. Nach 9 Monaten voller Enge möchte das Neugeborene nun möglichst viel Platz haben. Es möchte sich frei bewegen und die kleinen Gliedmaßen immer mehr ausstrecken. Wählen Sie daher für den Beginn weite Kleidung, in der es sich optimal bewegen kann und nicht eingeschränkt wird.

3. Biologischer Rhythmus. Der Rhythmus des Kindes sollte unbedingt befolgt werden: Dies umfasst das Füttern bei Hunger und Schlaf bei Müdigkeit.

4. Feste Strukturen. Was dem Rhythmus zusätzlich hilft, sind feste Strukturen. Es benötigt eine Routine, an die es sich gewöhnen kann und die

ihm hilft, Halt zu finden. Stehen Sie deshalb möglichst um dieselbe Uhrzeit auf oder bringen das Baby ins Bett und befolgen bei anderen Aspekten des Alltags immer dieselbe Vorgehensweise, damit es genau weiß, was es erwartet und nicht ständig durch neue Reize überfordert wird.

5. Erkundung der Umwelt. Babys sind äußerst neugierig und gerade, wenn es seine Augen endlich offenhalten kann und seine Umgebung mehr und mehr wahrnimmt, ist der Entdeckerdrang unstillbar. Geben Sie ihm also regelmäßig die Möglichkeit, seine Umwelt zu erkunden und bauen dabei möglichst alle Aspekte ein: Musik, Stimmen und sich bewegende Gegenstände wie Mobiles oder auch Pflanzen, die sich im Wind bewegen.

DIE PRAKTISCHE HANDHABUNG DES SÄUGLINGS (WICKELN, ANZIEHEN, BADEN...)

Neben diesen Grundbedürfnissen müssen Sie jedoch auch noch eine Vielzahl weiterer Aspekte beachten, um das Kind glücklich zu machen und seine Gesundheit zu fördern. Dazu zählt die optimale Handhabung des Sprösslings. Wie hält man ein Neugeborenes richtig?

Beim Halten und Tragen eines Neugeborenen sollte man stets einige wichtige Regeln befolgen, um den fragilen, kleinen Körper nicht zu schädigen.

Sie sollten also:

1. Den Hinterkopf des Babys zu jeder Zeit stützen.

2. Dem Baby zum Hochnehmen mit beiden Händen unter die Achseln greifen. Die Daumen zeigen nach vorn, sodass es nicht nach vorne überkippen kann und die restlichen Finger sitzen hinter den Schultern – so können Sie gleichzeitig auch den Hinterkopf stützen. Drehen Sie es außerdem vor dem Anheben vorsichtig auf eine Seite, damit der Kopf nicht

nach vorn oder hinten abknicken kann.

Außerdem gibt es drei gängige Griffe, mit denen Sie ein Baby halten können, meist abhängig von den akuten Bedürfnissen und Umständen:

Die Wiegehaltung. Dieser Griff ist perfekt für den Alltag oder auch, um das Kind durch Körpernähe und sanfte Bewegungen zu beruhigen. Es liegt dabei in der Armbeuge, wird nah an Ihrem Körper gehalten und auf Bauchhöhe gewiegt. Der Körper des Babys ist dabei gerade, Ihr Arm stützt den Kopf.

Die Schulterhaltung. Diese eignet sich für Bäuerchen oder auch dafür, wenn Sie Ihrem Kind eine Beobachtung seiner Umwelt ermöglichen wollen. Es wird in aufrechter Haltung an Ihren Oberkörper gelehnt, der Kopf liegt dabei auf Ihrer Schulter auf. Eine Hand hält den Po, die andere stützt wieder Rücken, Schultern und Köpfchen.

Die Fliegerhaltung. Dieser Griff kann bei Blähungen Abhilfe schaffen. Ihr Baby liegt bäuchlings auf dem Unterarm. Der Kopf verweilt in Ihrer Armbeuge, mit Ihrer zweiten Hand halten Sie den Po und die Beine fest, damit Ihr Kind auf dieser schmalen Fläche trotzdem stabil liegt und nicht fallen kann.

Wie wickelt man ein Baby?

Auch beim Wickeln gibt es Einiges zu beachten. Machen Sie dies nur an Ihrem festen Wickelplatz, damit Sie die benötigten Hilfsmittel wie Cremes, Tücher und frische Windeln immer zur Hand haben. Sie können es nicht riskieren, Ihr Baby auch nur für eine Sekunde unbeaufsichtigt zu lassen, weil Sie etwas holen müssen oder Ähnliches. Die wichtigste Regel: Eine Hand bleibt stets am Kind!

Lassen Sie sich nicht davon täuschen, dass das Kind noch so klein ist, dass es sich noch nicht mal von allein umdrehen kann. Es kann trotzdem sehr schnell herunterfallen, Stürze vom Wickeltisch sind nicht umsonst die Hauptursache für Unfälle bei Babys. Wenn Sie Heizstrahler oder Lampen über dem Wickeltisch befestigt haben sollten, achten Sie unbedingt darauf, dass die Kabel nicht herunterhängen und Ihr Kind später danach greifen könnte.

Ihr Baby liegt nun also sicher vor Ihnen und Sie können mit dem Windelwechsel beginnen. Auch hierfür gibt es eine Grifftechnik, die die kleine Hüfte und die Gelenke schont und dafür sorgt, dass es beim Wickeln keine Schmerzen hat: Sie greifen mit Ihrem rechten Arm den von Ihnen aus gesehen linken Oberschenkel, der rechte Oberschenkel liegt dabei auf Ihrem Unterarm auf. Nun heben Sie die Beine vorsichtig Richtung Kopf an, sodass Sie in etwa den gleichen Winkel bilden, als würde das Kind auf einem Stuhl sitzen. Wenn Sie lieber mit Ihrer anderen Hand arbeiten möchten, dann führen Sie den Griff ganz einfach spiegelverkehrt aus. Um das Kind dabei zu beruhigen und das Wickeln zu einem möglichst angenehmen Erlebnis zu machen, sollten Sie zwischendurch immer wieder mit ihm reden und Blickkontakt suchen.

Nun öffnen Sie die Windel, legen den Vorderteil über den Inhalt und rollen sie dann leicht ein. Wenn Kot in der Windel ist, können Sie alles Gröbere mit dem Vorderteil der Windel abwischen, bevor Sie diese einrollen. Danach reinigen Sie vorsichtig den Po und die umliegenden Hautfalten, am besten mit einem feuchten Waschlappen. Wenn Sie lieber auf Feuchttücher zurückgreifen wollen, dann achten Sie zunächst darauf, dass diese nicht mit Zusatzstoffen versetzt sind – Babyhaut ist gerade in den ersten Wochen sehr empfindlich und kann auf die Inhaltsstoffe von Babyöl oder Feuchttüchern mit Reizungen reagieren.

Beim Abwischen müssen Sie auch immer darauf achten, dass nur von vorn nach hinten gewischt wird, niemals umgekehrt. Haben Sie dies geschafft, dann ziehen Sie die alte Windel unter dem Po hervor, rollen das Vorderteil weiter ein, bis der ganze Inhalt sicher eingeschlossen ist und verschließen das „Päckchen“ anschließend mit den

Klettverschlüssen, damit die Windel nach dem Entsorgen nicht noch zusätzlich auslaufen kann.

Nun muss der Po abgetrocknet werden. Dazu können Sie Ihr Baby kurz strampeln lassen, ein wenig Zeit an der frischen Luft beugt einem wunden Po vor. Sie können ihn aber auch mit einem weichen, trockenen Waschlappen sanft abtupfen (nicht reiben!). Föhnen sollten Sie hingegen niemals, egal, wie kalt Sie diesen auch einstellen! Wenn Sie eine Rötung der Haut bemerken, können Sie eine dünne Schicht Wundschutzcreme auftragen – ist diese zu dick, verstopft sie die Poren der Windel und die Flüssigkeit kann nicht mehr so gut abfließen, was für zusätzliche Reizungen sorgt.

Nun schieben Sie eine frische Windel unter den Po, klappen den Vorderteil über den Bauch und schließen die Klettverschlüsse. Sollte der Nabel Ihres Kindes noch nicht vollständig verheilt sein, können Sie den Bund des Vorderteiles auch nach innen umschlagen und dann erst verschließen, damit der Nabel freiliegt und die Heilung gefördert wird. Überprüfen Sie nun den Sitz der Windel: Passen zwei Finger gerade so noch zwischen Windel und Bauch, so sitzt diese eng genug. Bei den Beinabschlüssen sollten Sie darauf achten, dass die gerafften Ränder nach außen geklappt sind, so läuft die Windel nicht so leicht aus.

Da der Po möglichst trocken in der Windel liegen soll, ist es wichtig, die Windel häufig zu wechseln. Bei Neugeborenen ist dies mindestens 8-mal am Tag nötig, nach den ersten Wochen dann noch 6 - 8-mal. Wenn Ihr Kind Stuhlgang hatte, sollten Sie immer schnellstmöglich die Windel wechseln. Aufgrund der Häufigkeit kann es natürlich vorkommen, dass es nötig wird, unterwegs neu zu wickeln, auch wenn gerade kein Wickeltisch zur Hand ist. Sie sollten deshalb immer eine Wickeltasche mit sich führen, damit Sie eine Unterlage, frische Windeln, Creme und Feuchttücher immer dabeihaben. Auch Wechselkleidung sollte dabei sein, da schnell etwas daneben gehen kann. Für dreckige Kleidung und gebrauchte Windeln können Sie Plastiktüten mitnehmen.

Baden, duschen oder doch nur abwischen?

Doch wie reinigt man nun das Baby am besten? Hier ist zunächst wieder der Zustand des Nabels entscheidend: Ist dieser noch nicht abgeheilt, darf das Baby aufgrund der Entzündungsgefahr noch nicht gebadet werden. Für diese kurze Zeit reicht es vollkommen aus, das Kind mit einem lauwarmen Waschlappen sanft abzureiben. Ist der Nabel verheilt, können Sie nun das erste Bad vorbereiten – als Badezusatz eignen sich Babyöl oder auch hochwertiges Olivenöl. Sie können es in der Badewanne baden, aber zu einer besseren Handhabung (gerade bei den ersten Bädern) eignen sich auch das Waschbecken oder spezielle Babyeimer.

Das Baden sollte aber kein tägliches Ritual werden, da sonst die Haut zu sehr austrocknen würde. Ein Mal in der Woche für 10 Minuten und mit einer Wassertemperatur von ca. 37 Grad ist völlig ausreichend. Auch Shampoos sind in der Anfangszeit noch nicht notwendig, erst nach einigen Wochen können Sie milde Babyshampoos verwenden. Achten Sie im Anschluss wieder darauf, dass es komplett trocken ist, bevor Sie es wieder wickeln oder anziehen.

Wenn es jedoch einmal schnell gehen muss, können Sie Ihr Baby auch duschen – es kann sogar sein, dass es dies lieber mag als baden. Probieren Sie ruhig beide Varianten aus, um herauszufinden, womit Sie ihm eine besondere Freude machen können. Auch hier gilt wieder, dass Sie warten sollten, bis der Nabel abgeheilt ist. Zusätzlich sollten Sie vor der ersten gemeinsamen Dusche ein paar Vorbereitungen treffen: Wärmen Sie ein weiches Handtuch für das Baby vor und halten dieses griffbereit, damit Sie es danach gleich darin einkuscheln können. Platzieren Sie (wenn möglich) eine Babyschale oder Ähnliches in der Nähe der Dusche, damit Sie Ihr Kind kurz ablegen können, um sich selbst abzutrocknen und anzuziehen. Wenn es dann um das Duschen an sich geht, sollten

Sie beim ersten Mal Ihre Partnerin dazu holen. Einer von Ihnen hält dann das Baby und lässt es zusehen, während der Partner es vormacht. Dabei sollte das Kind mit Anlächeln, Blickkontakt und Sprache mit einbezogen werden. Das weckt seine Neugier und zeigt ihm, dass Mama/Papa Spaß am Duschen hat und es keine Angst haben muss. Wenn es nun mit dazukommt, sollte es langsam herangeführt werden – der Duschstrahl sollte nicht direkt auf das Baby zeigen, damit es sich nicht erschreckt oder sich verschlucken könnte.

In der Dusche ist außerdem eine Anti-Rutschmatte sinnvoll, damit Sie einen sicheren Stand haben. Für Neugeborene sollten Sie es zunächst im Wiegegriff halten, später (wenn es seinen Kopf sicher halten kann und über eine gute Körperspannung verfügt) können Sie es seitlich auf Ihre Hüfte setzen. Was die Wassertemperatur und die Pflegemittel angeht, gelten die gleichen Vorgaben wie beim Baden.

Sie können also Ihr Baby so reinigen, wie es Ihnen und ihm Spaß macht. Der Großteil der Reinigung erfolgt über das Abwischen, aber Duschen und Baden sind eine optimale Ergänzung und können ein schönes, wöchentliches Ritual für die ganze Familie werden.

Was ist beim Anziehen zu beachten?

Ein Neugeborenes anzuziehen, kann mitunter ein schwieriges Unterfangen werden. Die vielen Bewegungen, der Stoff auf der Haut und immer wechselnde Kleidungsstücke sind vielen Babys gerade anfangs noch nicht geheuer, was sie stresst und unruhig macht. Auch Weinen ist eine typische Begleiterscheinung.

Es gibt aber auch hier wieder einige Tipps, die das Anziehen für Sie erleichtern:

- Legen Sie sich alles bereit. Bevor Sie Ihr Kind zum Kleidungswechsel dazu holen, sollten Sie die passende Kleidung zurechtlegen. Wenn es dann vor Ihnen liegt, zeigen Sie ihm, dass alles in Ordnung ist und Sie da sind, um es zu beruhigen. Suchen Sie Augenkontakt und streicheln Sie es leicht. So fühlt es sich wohl und verbindet dieses schöne Ritual künftig immer mit dem Anziehen, was die Skepsis und das Unwohlsein Ihres Kindes mit der Zeit abflachen lässt.

• Diesen Prozess kann nichts unterbrechen. Es kann vorkommen, dass das Ankleiden etwas erschwert wird, beispielsweise weil gerade in diesem Moment der Postbote klingelt oder das Baby durch sein Lieblingsspielzeug abgelenkt wird. Lassen Sie sich aber davon nicht abbringen und ziehen das Kind immer erst vollständig an, bevor Sie sich anderen Sachen widmen. Sie zeigen dem Baby so, dass das Anziehen einen festen Ablauf darstellt, der schnell wieder vorbei ist. Sie sollten es also in dieser unangenehmen Situation nicht lange warten lassen bzw. den Prozess durch Unterbrechungen unnötig hinauszögern.

• Das Baby stillhalten. Zusätzliche, schlimmstenfalls hektische Bewegungen sorgen für zusätzlichen Stress. Üben Sie deshalb, mit möglichst wenigen, aber dafür gezielten Handgriffen an Ihr Ziel zu kommen.

• Immer eine Hand am Kind haben. Auch hier gilt – wie beim Wickeln – dass das Baby nie alleingelassen werden darf, da es sonst schnell fallen kann.

Auch bei der Kleidung an sich gibt es bestimmte Kleidungsstücke, die das Anziehen erleichtern. Zunächst sollten Sie darauf achten, möglichst weiche und leichte Materialien zu wählen, die nicht kratzen. Zudem sollte die Kleidung nicht zu eng anliegen, um für Bewegungsfreiheit zu sorgen – Babys mögen es gar nicht, wenn sie sich eingeengt fühlen. In den ersten Monaten sollten Sie möglichst auf Kleidungsstücke zurückgreifen, die nicht über den Kopf gezogen werden müssen, da dies ein „Tunnelgefühl" hervorruft. Durch die kurze Dunkelheit kann das Baby die Umgebung nicht mehr wahrnehmen, was großes Unwohlsein hervorruft und dazu führen wird, dass es sich dagegen sträubt. Falls es doch einmal notwendig wird, ihm etwas über den Kopf zu ziehen, so sollte auf weite Ausschnitte zurückgegriffen werden. So kann der Kragen es nicht einengen. Ansonsten eignen sich Wickelbodys, die sich ganz unkompliziert von unten anziehen lassen, für die ersten Monate hervorragend. Auch in Stramplern, die nicht verrutschen können, fühlt sich das Kind sehr wohl. Achten Sie auch hier möglichst darauf, dass dieser unten oder seitlich aufgeknöpft werden kann.

DAS BABY SCHREIT - WAS TUN?

Schnell werden Sie sich auch mit dem Aspekt des Elterndaseins konfrontiert sehen, das wohl vielen Paare am meisten Kopfzerbrechen bereitet – das Baby schreit. Dies kann bekanntermaßen viele Gründe haben: Hunger, Unbehagen, Schmerzen etc.

Während Sie manchmal noch überlegen, was Ihrem Sprössling nun fehlen könnte, ist Ihre Partnerin bereits zur Stelle und weiß oft intuitiv, was zu tun ist. Doch das bedeutet noch lange nicht, dass Sie nichts ausrichten können, wenn das Baby schreit. Sie werden schließlich noch oft genug allein mit ihm sein oder beispielsweise nachts einspringen müssen, damit Ihre Partnerin schlafen kann.

Doch was können Sie tun, wenn es schreit?

Zunächst gilt: Haben Sie keine Angst, das Baby zu sehr zu verwöhnen, wenn Sie es jedes Mal trösten, wenn es weint. Experten sind der Meinung, dass Sie damit zumindest in den ersten 6 Monaten seines Lebens nichts falsch machen können. Dadurch fördern Sie sein Vertrauen und sein Sicherheitsgefühl, was das Weinen insgesamt reduzieren wird. Da Schreien zunächst die einzige Art ist, durch die sich das Neugeborene ausdrücken kann, hat dieses auch immer einen Grund und den gilt es herauszufinden.

Doch dazu ist kein Mutterinstinkt erforderlich – Hebammen unterscheiden 5 verschiedene Schreiarten. Wenn man einmal den Dreh raushat und das Baby beim Schreien aufmerksam beobachtet (die Ausdrücke und kleinen Bewegungen sind hier oft der Schlüssel), dann wird man immer genau wissen, was es gerade benötigt.

So können Sie lernen, die Arten des Schreiens zu identifizieren:

• **Hunger**. Bei Neugeborenen der wohl häufigste Grund des Schreiens. Dies ist auch kein Wunder, da sie nur etwa 2 – 4 h satt bleiben, bevor sie wieder Hunger bekommen. Wenn Ihr Baby also Nahrung benötigt, so schmatzt es und wendet seinen Kopf hin und her, da es nach einer Saugmöglichkeit sucht. Alternativ saugt es auch an seinen Fingern oder der Faust. Zudem wird das Quengeln immer energischer und fordernder, je länger es anhält.

Die Lösung: Die Brust oder das Fläschchen anbieten.

• **Langeweile**. Verspürt Ihr Kind Langeweile, so äußert sich dies in einem mittellauten Jammern, das auch ab und zu durch Pausen unterbrochen wird. Es wirkt unruhig, strampelt, rudert mit den Armen oder spielt auch mit seinen Fingern.

Die Lösung: In den meisten Fällen stellt es das Kind bereits zufrieden, wenn Sie mit ihm sprechen. Versuchen Sie ansonsten, seine Aufmerksamkeit auf einen neuen Reiz zu lenken: Nehmen Sie es hoch, zeigen ihm die Umgebung, bringen ihm seine Mitmenschen näher oder zeigen Sie ihm neue Gegenstände.

• **Müdigkeit**. Wenn das Kind müde ist, dann erkennen Sie es durch kurze Jammerlaute, die sich dann in einen lauten Schrei steigern. Dann holt es meist kurz Luft, bevor es noch lauter weiterschreit. Der Ton wird zunehmend lauter und härter. Wenn es gestresst ist, wird es außerdem seine

Hände zu Fäusten ballen. Was auch Indikatoren für Müdigkeit sein können: Das Baby gähnt, blinzelt mehr als sonst und kann auch strampeln oder mit den Ärmchen rudern. Vielleicht greift es sich auch ins Gesicht oder kratzt sich sogar.

Die Lösung: Beruhigen Sie das Kind und bringen es von Licht- und Lärmquellen weg. Sie müssen eine Umgebung schaffen, in der es möglichst wenig Reizen ausgesetzt ist und einschlafen kann. Dies geht am besten in seinem Bettchen, alternativ können Sie es aber auch auf Ihrem Arm in den Schlaf wiegen.

- **Ihm ist zu kalt oder zu warm.** Diese beiden unterscheiden sich wiederum voneinander: Ist dem Baby zu warm, ist es sehr unruhig und gibt ein hechelndes Jammern von sich. Das Gesicht kann rot sein oder rötliche Flecken bilden sich auf Gesicht und Oberkörper. Sie werden auch merken, dass es sich sehr warm anfühlt.

Friert es hingegen, zittert seine Oberlippe deutlich beim Schreien. Die Haut kann leicht bläulich erscheinen und die Hände und Füße fühlen sich kalt an.

Die Lösung: Suchen Sie einen kälteren und schattigen Ort auf, falls ihm zu warm ist. Müssen Sie es hingegen wärmen, so ziehen Sie es wärmer an und drücken es für zusätzliche Körperwärme an sich.

- **Schmerzen**. Dieser Schrei ist am leichtesten zu identifizieren, da er am intensivsten und alarmierendsten ist – durchdringend und hoch. Es japst nach Luft, wirft sich hin und her und schreit mit all seiner Kraft.

Die Lösung: Untersuchen Sie das Baby zunächst äußerlich, vielleicht finden Sie bereits die Ursache. Ein wunder Po, scheuernde oder einschneidende Kleidung oder auch ein Haar, das sich schmerzhaft um einen Finger gewickelt hat, könnten bereits mögliche Ursachen sein. Ansonsten sind auch Blähungen und daraus resultierendes Bauchweh nicht unüblich, diesen können Sie mit dem Fliegergriff entgegenwirken. Sollte all dies aber nicht helfen und auch Ihre Frau ist ratlos, so sollten Sie einen Arzt aufsuchen oder eine Hebamme um Rat fragen, um die Ursache zu bestimmen.

Es kann allerdings auch vorkommen, dass Ihr Baby sich partout nicht beruhigen lässt, obwohl Sie es bereits auf alle Bedürfnisse und Probleme überprüft haben und nicht weiterwissen, da ihm eigentlich nichts fehlen dürfte. Versuchen Sie, ruhig zu bleiben und verfallen Sie nicht gleich in Panik. Viele Eltern verspüren dann den Drang, sofort für Ablenkung zu sorgen – sie spielen mit ihm, gehen eine Runde um den Block, anschließend wird zu Hause zur Musik gewippt, wenn immer noch nichts hilft. Dies ist allerdings eine völlig falsche Herangehensweise, da Sie das Kind nun noch mehr Reizen aussetzen, die es verarbeiten muss.

Das Resultat: Es wird zusätzlich überfordert und schreit nach einer kurzen Phase der Beruhigung sogar noch mehr als zuvor. Greifen Sie lieber auf eine stufenweise Beruhigungstaktik zurück. Dafür setzen Sie sich so vor Ihr Kind, dass es Ihr Gesicht gut sehen kann und sprechen ruhig mit ihm. Reicht dies nicht, legen Sie Ihre Hand vorsichtig auf seinen Bauch und schaffen Sie körperliche Nähe. Lassen sie sich bei jedem einzelnen Schritt Zeit, da das Baby sich nicht von jetzt auf gleich beruhigen wird und sich erst an diese neue Situation gewöhnen muss, bevor diese Wirkung zeigen kann.

Als Nächstes können Sie die Arme und Beine greifen und sie vorsichtig vor der Körpermitte zusammenführen. Wenn all diese Maßnahmen nichts bringen oder das Kind bereits zu Beginn schon völlig aufgelöst ist, nehmen Sie es auf den Arm und wiegen es sanft. Legen Sie sich dabei auf eine Position fest und wechseln nicht oder nur sehr langsam, um es nicht weiter zu überfordern. Sollte dies öfter vorkommen und auch die Menschen in Ihrem Umfeld wissen nicht weiter, so beobachten Sie das Verhalten des Säuglings und schauen, ob Sie ein Muster erkennen können:

Schreit es immer um eine bestimmte Uhrzeit oder bei bestimmten Umständen? Wenn ja, dann könnte Ihr bisheriger Tagesablauf zu großen Stress für das Kind bedeuten. Versuchen Sie also, diesen so abzuändern, dass es sich wohler fühlt.

Und was immer gilt, egal, wie verzweifelt oder wütend Sie auch sein mögen, weil einfach nichts Abhilfe schafft: Auf keinen Fall schütteln! Dies kann zu lebensgefährlichen Gehirnschäden und schweren Entwicklungsstörungen führen. Wenn es gar nicht mehr geht, dann legen Sie das Kind am besten in sein Bett, verlassen kurz den Raum und atmen durch. Wenn jemand anderes anwesend oder greifbar ist, der Sie ablösen und helfen kann, dann bitten Sie diese Person um Hilfe und beruhigen sich zunächst.

Es ist verständlich, dass einen so ein kleiner Schreihals manchmal an den Rand des Wahnsinns treiben kann, aber niemandem ist damit geholfen, wenn Sie aufgebracht versuchen, das Kind zu beruhigen. Ihr Kind spürt schließlich diese Aufregung und wird sich folglich kaum beruhigen lassen, also schämen Sie sich nicht dafür, wenn Sie diese Aufgabe einmal abgeben müssen. Lassen Sie sich also nicht verunsichern. Für den Anfang mag es schwierig sein, dem Kind sofort bestmöglich zu helfen, aber Sie werden mit der Zeit immer besser und werden Ihren eigenen Papa-Instinkt entwickeln, der Ihnen hilft, Ihr Kind und seine Bedürfnisse ohne Probleme zu verstehen.

KÖRPERLICHE NÄHE

Auch körperliche Nähe ist essenziell für das Wohlbefinden und die bestmögliche Entwicklung Ihres Babys. Gerade in den ersten Monaten ist sie der einzige Weg, ihm Ihre Liebe und Zuneigung direkt zeigen zu können. Doch wie baut man diese körperliche Nähe am besten in den Alltag ein?

Verwöhne ich mein Kind?

Auch hier wird Ihnen sicher wieder die Frage in den Sinn kommen, wie schmal der Grad zwischen „dem Kind etwas Gutes tun“ und „es zu sehr verwöhnen“ ist, da Sie keine Fehler machen möchten. Diesen Zahn kann ich Ihnen aber in dieser Hinsicht besten Gewissens ziehen: Auch hier gilt, dass es im ersten halben Jahr seines Lebens gar nicht genug Nähe bekommen kann. Ganz im Gegenteil: Je mehr Zuneigung und Körperkontakt es in dieser Zeit erfährt, desto besser wirkt sich dies auf seine spätere Entwicklung aus. Durch diese sichere Bindung zu den Eltern lernt es, selbstbewusster zu sein und verfügt über eine bessere Sozialkompetenz. Diese Kinder sind außerdem nicht so verhaltensauffällig und zeigten weniger Aggressionen und Hyperaktivität als jene, die zu wenig Nähe genossen haben.

Machen Sie sich also erst einmal keine Gedanken darüber, dass Sie das Kind zu sehr verwöhnen und seiner Entwicklung dadurch schaden könnten, dies wird erst später wichtig werden. Genießen Sie bis dahin lieber die Kuscheleinheiten mit Ihrem Kind und ändern Sie Ihre mentale Fragestellung von „Verwöhne ich mein Kind zu viel?“ zu „Wie verwöhne ich mein Kind ausreichend?“

Über das Tragen

Das Gleiche gilt auch für das Thema Tragen. Viele „Hobby-Experten“ aus dem eigenen Umfeld werden sicherlich behaupten, dass man das Kind bloß nicht zu viel tragen sollte, um es nicht übermäßig zu verhätscheln. Das mag auch nicht unbedingt komplett falsch sein – zumindest, wenn ältere Kinder gemeint sind, die bereits üben könnten, sich eigenständig fortzubewegen. Doch bei Neugeborenen lassen sich auch hier zahlreiche Vorteile verzeichnen, die für das Tragen in einem Tragetuch oder einer Babytrage sprechen:

Das Baby fühlt sich sicher und geborgen. Gerade in den ersten Wochen kann das Neugeborene noch nicht scharf sehen und nimmt seine Umwelt noch nicht wirklich wahr. Man geht davon aus, dass diese gerade einmal auf einer Entfernung von 20 - 30cm klar sehen können – dies ist in der Regel auch der Abstand zum Gesicht des Elternteils, wenn es getragen wird. Es ist durch häufiges Tragen also in der Lage, sich Ihr Gesicht von Beginn an einprägen zu können. Außerdem wird es durch die Wärme und den Körperkontakt an die Zeit im Mutterleib erinnert (bei Ihrer Frau zusätzlich, da es ihre Stimme, den Herzschlag und den Geruch noch besser erkennt). Dadurch wird es automatisch ruhiger und fühlt sich geborgen.

Ihr Körper schüttet zusätzliche Glückshormone aus, außerdem können Sie so Zeit mit Ihrem Baby genießen, während Sie beide Hände frei haben und anderen Aufgaben nachgehen können. Auch soziale Aktivitäten wie Spaziergänge oder Treffen mit Freunden werden so wieder möglich – Ihr Baby lernt so auch vorsichtig seine Umwelt kennen, während es sich in einer sicheren Umgebung befindet.

Es ist handlicher und flexibler. Ihr Kind kann in der Trage genauso gut schlafen wie in einem Kinderwagen, allerdings müssen Sie sich so keine Gedanken über Treppen oder unwegsames Gelände machen.

Tragen fördert eine gesunde Entwicklung Ihres Babys. Die Hüfte ist bei Neugeborenen noch nicht vollständig ausgebildet, die Knochen sind noch sehr weich, was Fehlstellungen begünstigen kann. Der kleine Körper hat deswegen einen Reflex, nämlich die sogenannte Anhock-Spreiz-Haltung entwickelt, bei der das Kind automatisch die Beine anwinkelt. Durch diese Position (die Knie befinden sich ungefähr auf Bauchhöhe) wird automatisch die für die gesunde Hüftentwicklung notwendige Stellung erreicht, daher sollte darauf geachtet werden, dass Tuch oder Trage stets bis zur Kniekehle des Kindes reichen und diese Position unterstützen. Eine Streckstellung, bei der die Beine eher nach unten hängen, sollte nie vorliegen. Wird das Baby also in dieser Anhock-Spreiz-Haltung getragen, so wirkt dies nicht nur präventiv, sondern sogar therapeutisch bei bereits bestehenden Fehlbildungen.

Auch für den Rücken Ihres Babys ist das Tragen förderlich: Die typische S-Form der Wirbelsäule bildet sich erst im Laufe des ersten Lebensjahres aus, bis dahin rücken die Wirbel noch zurecht. Wird das Tragetuch korrekt gebunden, so fördert das diese Entwicklung und stützt die einzelnen Wirbel in einer geraden, aufrechten Form. Außerdem kann es die Rückenmuskulatur stärken.

Wenn Ihnen nun aber bei der Vorstellung des häufigen Tragens bereits imaginär der Rücken schmerzt, so seien Sie unbesorgt – Ihnen stehen zahlreiche ergonomische Babytragen zur Auswahl, die den Rücken entlasten und das Tragen auch für Sie so angenehm und schmerzfrei wie möglich gestalten. Es kann bei Koliken helfen. Durch die Wärme sowie den Druck auf den Bauch des Kindes wirkt es wie eine sanfte Bauchmassage, die den Darm anregt und so Abhilfe bei Blähungen schaffen kann. Der Gleichgewichtssinn wird trainiert, da sich das Kind indirekt in ständiger Bewegung befindet.

Dies sind nur einige der Vorteile, die Liste würde sich noch um einige Punkte ergänzen lassen. Seien Sie also ruhig offen gegenüber dem Tragen!

Die Nähe bei der Körperpflege

Auch bei der Körperpflege sollten Sie diese Aktivitäten eher als Ritual zur Festigung Ihrer Bindung sehen als nur eine bloße Reinigung Ihres Schützlings. Machen Sie dabei ruhig ein wenig Spaß, kraulen den Bauch, kitzeln die kleinen Füßchen und lachen viel. Auch über Augenkontakt und gutes Zureden freut sich jedes Baby. Sie werden mit der Zeit merken, wie Ihnen diese Momente immer mehr ans Herz wachsen und sich alle Beteiligten auf sie freuen, egal, ob das Baby gebadet wird, gewickelt oder eingecremt. Verschenken Sie also keine wertvolle Zeit und schöne

Erinnerungen, indem Sie die Körperpflege nur als eine von vielen Aufgaben sehen, die erledigt werden muss. Schließlich handelt es sich dabei auch um einige wenige Momente, in denen Sie wirklich ungestört sind, sich eine Auszeit von den Alltagssorgen nehmen können und Ihrem kleinen Schatz die ungeteilte Aufmerksamkeit schenken können, ganz ohne negative oder ablenkende Einflüsse aus der Umwelt.

Babymassage

Eine optimale Ergänzung zu der regelmäßigen Körperpflege bieten Babymassagen. Sie können dem Neugeborenen dabei helfen, sich zu beruhigen (demnach auch weniger zu weinen) und besser in den Schlaf zu finden. Gerade für Sie als Vater, der vielleicht noch zusätzlich durch die Arbeit abwesend ist und sich im Gegensatz zur Mutter weniger einbringen kann, was den direkten Körperkontakt betrifft, können sie eine gelungene Möglichkeit sein, Ihre Bindung zusätzlich zu fördern.

Eine Massage ist allerdings nicht zu jeder beliebigen Uhrzeit geeignet. Sie sollten grundsätzlich einen Zeitraum wählen, der immer einen Mittelweg darstellt: Zwischen den Mahlzeiten, damit es nicht zu hungrig oder zu satt ist, und nicht unmittelbar vor der Schlafenszeit, da das Einschlafen sonst erschwert werden könnte. Anbieten würden sich beispielsweise die Zeit vor der letzten Mahlzeit des Tages oder nach einem Bad, wonach es dann bald ins Bett geht.

Sie sollten sich zudem ein paar Sachen zurechtlegen, bevor Sie mit der Massage beginnen. Sie brauchen Handtücher (falls Öl oder Creme danebengeht), frische Kleidung und die Wickelausrüstung. Das Zimmer sollte außerdem warm genug sein und Durchzug vermieden werden – so kann das Baby nackt bleiben, ohne sich zu verkühlen. Als Mittel für die Massage eignen sich pflanzliches oder mineralhaltiges Babyöl und Feuchtigkeitscreme, einige Eltern schwören auch auf Kokosfett.

Was den Ablauf der Massage an sich betrifft, so gibt es kein Richtig oder Falsch: Es wäre nur vorteilhaft, wenn Sie sich für eine feste Verfahrensweise entscheiden und so eine Routine schaffen, an die sich das Neugeborene gewöhnen kann. Außerdem ist es sinnvoll, mit einigen Körperteilen zu starten und sich langsam vorzutasten, da das Gefühl noch völlig unbekannt ist. Wollen Sie Ihr Baby also künftig „von oben nach unten" massieren, so starten Sie mit den Händen und Armen, bevor Sie sich später auch den Oberkörper und dann den restlichen Bereich vornehmen. Wenn Sie sich zusätzlich unsicher fühlen oder gern einen Rat hätten, dann fragen Sie ruhig Ihre Hebamme oder informieren sich über Babymassage-Kurse in Ihrer Nähe.

Ansonsten ist der Ablauf an sich ganz einfach: Zunächst geben Sie ein wenig Öl oder Creme in Ihre Handflächen, wo Sie sie dann verreiben und so vorwärmen. Reiben Sie anschließend Öl/Creme sehr vorsichtig in die Haut, beginnend bei (beispielsweise) den Händen. Die kleinen Finger müssen nicht vernachlässigt werden, Sie können sie ruhig mit kreisenden Bewegungen mit einbeziehen, bevor Sie anschließend mit dem Daumen leicht auf die Handflächen drücken.

Arbeiten Sie sich von da aus gemächlich zu den Armen und Schultern vor und drücken dabei sanft zu. Wenn Sie Brust und Bauch massieren möchten, dann lassen Sie Ihre Hände flach und streichen von der Mitte aus vorsichtig nach außen. Mit den Fingerspitzen können Sie an seinen Seiten zusätzlich kleine Kreisbewegungen hinzufügen. Wiederholen Sie nun das Prozedere bei Beinen und Füßen und gehen dabei wie bei Armen und Händen vor. Lassen Sie sich ruhig Zeit bei der Massage – Sie können sie so lang fortführen, wie Ihr Kind es sichtbar genießt und keine Anzeichen von Unwohlsein von sich gibt.

DIE BEZIEHUNG ERHALTEN

Nach all dem Trubel der Schwangerschaft, der körperlichen Umstellung

Ihrer Frau und dem neuen, anstrengenden Leben mit einem Neugeborenen ist es nicht verwunderlich, wenn Sie beide die wohl wichtigste Grundlage dieses neuen Lebensstils zunächst etwas aus den Augen verlieren – nämlich Ihre Beziehung. Natürlich haben sich Ihre beiden Rollen nun verändert, denn Sie sind nicht mehr nur Partner und Partnerin beziehungsweise Ehemann und Ehefrau, sondern auch Mutter und Vater.

Die Betonung sollte jedoch auf „auch" liegen. Sehen Sie das Elterndasein also als Ergänzung zu Ihrem bisherigen Stand und nicht als die einzige Rolle, die Sie von nun an ausfüllen werden. Ist also in den ersten Wochen nach der Geburt etwas Ruhe eingekehrt und die Wogen beginnen sich zu glätten, so ist es Zeit, Ihre Beziehung wieder neu aufleben zu lassen und sich auch wieder mehr aufeinander zu konzentrieren.

Sexualität nach der Geburt

Dazu gehört natürlich auch Ihre Sexualität, die in den letzten Wochen und Monaten zwangsweise drastisch reduziert werden musste. Auch nach der Geburt ist es nicht einfach, in den alten Trott zurückzufinden, da der Körper Ihrer Frau zunächst mit der Regeneration beschäftigt ist: Die eventuelle Narbe vom Kaiser- oder Dammschnitt schmerzt, die Vagina ist noch äußerst reibungsempfindlich und auch die Brüste sind sensibler und fühlen sich anders an, da der Fokus nun auf dem Stillen liegt.

Zudem wird sie oft übermüdet sein und auch die Psyche kann zunächst darunter leiden, wie sehr sich der Körper verändert hat – sich nun daran zu gewöhnen und sich wieder wohlzufühlen, braucht Zeit. Auch Sie mögen vielleicht wenig bis keine Lust verspüren, da Sie vor lauter neuen Anforderungen und dem Bedürfnis, alles richtig machen zu wollen, den Kopf voll haben. Dementsprechend ist es normal, wenn Sie beide sich zunächst in dieser Situation gefangen fühlen – Sie haben selbst nicht wirklich Lust, setzen sich aber zusätzlich unter Druck, da Sie befürchten, Ihre Partnerin so zu vernachlässigen oder nicht befriedigen zu können. Ihr kann es ähnlich gehen. Um dies zu verhindern oder zu überwinden, ist eine offene Kommunikation unabdingbar, da Sie nur so wissen können, was Sie beide sich wünschen und wann Sie sich bereit dafür fühlen, Ihr Sexualleben wieder aufzunehmen.

Sollten Sie beide aber bereits kurz nach der Geburt wieder bereit für Sex sein, dann ist es sinnvoll, zunächst ein Kondom zu benutzen (zumindest, wenn die Geburt weniger als 6 Wochen zurückliegt). Das hängt mit dem Wochenfluss zusammen, also der „Nachbereitung", die der Körper Ihrer Frau vornimmt. Sie hat während der Entbindung Wunden in der Gebärmutter und vielleicht auch zusätzlich im Geburtskanal erlitten, die nun abheilen müssen.

Eh dies abgeschlossen ist, vergehen in der Regel zwischen 3 und 6 Wochen. Bis dahin werden über den Wochenfluss regelmäßig Gewebereste, Wundsekret und Blut dieser Wunden abtransportiert, auch Bakterien werden darüber abgesondert. Wenn es nun zu ungeschütztem Geschlechtsverkehr kommen würde, könnte diese Flüssigkeit zurück in die Gebärmutter gelangen und dort Infektionen hervorrufen, weswegen Sie dieses Risiko tunlichst vermeiden sollten. Nach der ersten gynäkologischen Nachuntersuchung nach 6 Wochen sollte dann aber alles überstanden sein und Sie haben wieder grünes Licht.

Was aber im Eifer des Gefechts nicht vergessen werden sollte - die Verhütung - auch wenn Sie gerade erst Eltern geworden sind und es eher unwahrscheinlich ist, dass Ihre Frau sofort wieder fruchtbar wird. Dies ist abhängig davon, ob und in welchem Umfang sie stillt und kann dementsprechend stark variieren – stillt sie gar nicht, so kann nach 4 - 6 Wochen bereits wieder die Periode einsetzen und der Körper ist theoretisch bereit für die nächste Schwangerschaft. Stillt sie voll, so kann es sogar bis zu 18 Monate andauern. Sie sollten sich aber, falls Sie für das nächste Kind noch nicht bereit sind, definitiv nicht darauf verlassen, dass schon nichts passieren wird und zur Vorsorge immer Kondome parat haben.

Es ist also sinnvoll, dass Sie sich kurz nach der Geburt zusammensetzen und sich darüber austauschen, wie zukünftig die Verhütung erfolgen soll. Kehrt Ihre Frau zu Ihrer vorherigen Verhütungsmethode zurück oder passt diese vielleicht gar nicht mehr zu ihr? Gerade bei Frauen, die jahrelang die Pille genommen haben, kommt diese – vor allem wegen der erneuten Hormonumstellung – oft nicht mehr in Betracht, dafür rückt vielleicht die Kupferspirale als Möglichkeit in den Vordergrund. Oder wollen Sie doch ausschließlich auf Kondome zurückgreifen? Vereinbaren Sie zur weiteren Klärung ruhig ein Gespräch mit dem Frauenarzt, der Sie über die Vor- und Nachteile der einzelnen Methoden aufklärt und Ihnen bei der Lösungsfindung zusätzlich unter die Arme greifen kann.

Wenn Sie an alles Wichtige gedacht haben und bereit dafür sind, dann nehmen Sie sich bewusst die Zeit füreinander, bringen Ihr Sexleben wieder in Schwung und verwirklichen endlich wieder das, worauf Sie monatelang verzichten mussten!

Deine Zeit – meine Zeit – unsere Zeit?

Doch auch das Zeitmanagement spielt für den Erhalt und die Stärkung der Partnerschaft eine entscheidende Rolle – wie bereits im Kapitel *„Sie sind nicht allein“* erwähnt, geben laut Studie 90 % der Männer an, dass sich in den 3 Jahren nach der Geburt die Zeit der Eltern füreinander deutlich verringert habe.

Natürlich mag es auch gerade am Anfang sehr schwer sein, Zeit füreinander zu schaffen – das Baby und der Haushalt halten Sie den Tag über in Schach und wenn Sie dann abends endlich alle Verpflichtungen erfüllt haben, wollen Sie nur noch ins Bett fallen. Noch schwieriger gestaltet sich die Angelegenheit, wenn ein Partner dann wieder seiner Arbeit nachgeht und ebenfalls gestresst nach Hause kommt. Spätestens, wenn das Kind dann aber etwas älter ist und Sie die anfallenden Aufgaben nur noch fordern, aber eben nicht mehr überfordern, ist es Zeit, sich wieder mehr auf die Zeit mit Ihrer Partnerin zu besinnen. Dabei ist es wichtig, dass Sie ein möglichst gutes Netzwerk mit Leuten, auf die Sie sich verlassen können, aufgebaut haben – die meisten Großeltern nehmen Ihr Kind nur allzu gern für ein paar Stunden oder auch Tage zu sich, jedoch kann man dies nicht für selbstverständlich nehmen, auch sie haben nicht immer Zeit oder die Möglichkeit dazu.

Deshalb wäre es vorteilhaft, wenn Sie vielleicht sogar abseits der eigenen Familien Ausweichmöglichkeiten haben, beispielsweise bei Freunden oder auch dem liebsten Spielfreund des Kindes, wenn es das Kindergartenalter erreicht hat: Man könnte dann beispielsweise Übernachtungspartys mit dem anderen Elternpaar organisieren. Wechselt man sich dabei regelmäßig ab, stellt dies eine gute Möglichkeit dar, beiden Elternpaaren von Zeit zu Zeit eine wohlverdiente und unkomplizierte Auszeit zu verschaffen und auch die Kinder werden es kaum erwarten können. Aber egal, für welche Möglichkeit Sie sich entscheiden, um Zeit zu zweit zu schaffen – es ist wichtig, dass diese nicht nur mal von Zeit zu Zeit stattfindet, sondern regelmäßig Platz in Ihrem Terminplan einnimmt.

Die Beziehung zu Ihrer Partnerin bildet die Basis Ihrer kleinen Familie, weswegen sie nicht leichtfertig vernachlässigt werden darf. Eine feste Routine wäre ratsam, allerdings können Sie hier auch wieder Ihrer Kreativität freien Lauf lassen: Beispielsweise können Sie wöchentlich einen Abend „freinehmen" – ideal für kleinere Aktivitäten wie Kino oder ein Restaurantbesuch. Möchten Sie aber lieber einen Ausflug unternehmen und mehr Zeit am Stück miteinander verbringen, könnte man ein Wochenende im Monat einplanen. Sollte dann doch etwas dazwischenkommen, sollten Sie außerdem dafür sorgen, schnellstmöglich einen Ausweichtermin zu finden und die gemeinsame Aktivität nicht einfach hinten runterfallen lassen. Zeigen Sie sich gegenseitig, dass Sie diese Momente nach wie vor sehr wertschätzen und Sie alles daransetzen, die

Beziehung zueinander wieder mehr zu stärken. Was Sie außerdem beachten sollten, wenn es so weit ist: Verbringen Sie diese Zeit möglichst außerhalb der eigenen vier Wände. Viele Pärchen lassen sich sonst davon ablenken, was im Haushalt ansteht: Endlich könnte man in Ruhe die Wäsche zusammenlegen, die ganze Wohnung durchwischen oder auch das Bild aufhängen, was seit Wochen im Keller liegt. Aber all diese Aufgaben können warten, denn diese Zeit soll für Sie beide sein und für nichts und niemanden sonst. Umgehen Sie also diese Versuchung und planen gezielt etwas.

Weiterhin sollten Sie auch auf die Gesprächsthemen achten – jeder kennt wahrscheinlich das Szenario: Man möchte sich mit einem Arbeitskollegen, der inzwischen zu einem Freund geworden ist, privat treffen und etwas unternehmen. Man erhofft sich, mehr übereinander zu erfahren und sich besser kennenlernen zu können, aber dann geht es bei dem Treffen wieder nur um ein- und dasselbe leidige Thema - die Arbeit. Enttäuschung und Frustration sind vorprogrammiert. Genau so würde es Ihnen beiden gehen, wenn Sie während der Zeit zu zweit ausschließlich über Ihr Kind sprechen würden.

Das können Sie sonst gern den ganzen Tag tun, aber dieser Zeitraum sollte wirklich nur Ihnen gewidmet sein und Sie für kurze Zeit aus dem Eltern-Status herauslösen, damit Sie wieder das Paar sein können. Vielleicht werden Sie sich erstmal für ein paar Minuten anschweigen, weil Sie so lange nicht mehr über andere Themen als das Baby geredet haben und alle anderen Interessen in den Hintergrund gerückt sind. Nutzen Sie diese unangenehme Stille als Chance, sich darauf zu besinnen, auch andere Themen wieder regelmäßig in den Alltag einzubauen. Gehen Sie ruhig offen damit um und lachen darüber, vielleicht fühlen Sie sich ja sogar zusätzlich dadurch beflügelt, dass Sie sich wie zwei Teenager fühlen, die auf ihrem ersten Date sind und nicht wissen, wie sie am besten ein Gespräch anfangen. Lernen Sie sich also zunächst wieder besser kennen und teilen miteinander, was Sie abseits der kleinen Familien-Blase noch beschäftigt oder interessiert – vielleicht erkennen Sie Seiten aneinander, die Sie zwischenzeitlich vergessen haben oder auch noch gar nicht kannten.

ZEIT FÜR MICH?

Genauso wichtig wie die Zeit als Pärchen ist jedoch auch die Zeit für sich selbst. Der Beziehung ist nicht geholfen, wenn Sie nur zwischen Zeit mit dem Kind oder Pärchenzeit hin- und herwechseln – so erfüllen Sie zwar Ihre Verpflichtungen und kümmern sich vorbildlich um die Harmonie zwischen Ihrer Partnerin und Ihnen. Nichtsdestotrotz benötigen Sie beide regelmäßig Auszeiten und Zeit nur für sich – ohne den anderen und ohne Baby. Kommt diese zu kurz, so werden Sie auf Dauer unzufrieden sein, worunter alles andere leiden wird.

Daher ist es wichtig, dass Sie offen damit umgehen, wann Ihnen alles zu viel wird und Sie dringend eine Auszeit benötigen. Während dieser hält Ihnen Ihre Partnerin (oder dementsprechend umgekehrt) den Rücken frei und Sie müssen sich keine Gedanken darüber machen, dass diese unterbrochen wird – sofern es sich nicht um einen absoluten Notfall handelt. Haben Sie auch keinerlei Erwartungen oder Anforderungen an diese Zeit allein und geben Sie sich jeweils den Freiraum, währenddessen das zu machen, worauf Sie Lust haben.

Wenn Sie sich mit Freunden treffen und ausgehen möchten, dann nur zu, haben Sie so viel Spaß wie möglich. Möchten Sie aber nur entspannt die Füße hochlegen und eine Serie gucken oder Ähnliches, dann ist das genauso in Ordnung – schließlich entspannt jeder Mensch unterschiedlich. Dementsprechend ist es wichtig, dass Sie beide sich darüber bewusstwerden und diesen Zeitraum gezielt und klar von der üblichen Familienzeit abgrenzen.

Ein Beispiel: Partner A befindet sich gerade in seiner wohlverdienten „Auszeit“ und verbringt diese damit, gemütlich draußen im Garten zu sitzen und zu entspannen, während Partner B währenddessen mit dem Baby drinnen ist und alle Hände voll zu tun hat, weil das Kind sich einfach nicht beruhigen will, nebenbei noch die Windel gewechselt werden muss und zusätzlich hat es auch noch auf das Lieblingsshirt gespuckt und das Tuch verfehlt, was extra über die Schulter gelegt wurde. Natürlich klingt das erst einmal sehr unfair und es mag sich für Partner B auch definitiv so anfühlen, da dieser gefühlt allein alles schaffen muss, während der andere es sich gutgehen lässt. Das hat aber nichts damit zu tun, dass dieser faul ist, sich nicht mehr um die Aufgaben schert oder Gleichgültigkeit empfindet – er befindet sich schlicht und einfach in seiner Auszeit und wird danach wieder wie gewohnt seine Verpflichtungen antreten. Sollte er zwischendurch trotzdem den Drang verspüren, Partner B behilflich zu sein, so ist das natürlich auch in Ordnung, es sollte nur nicht zwingend vorausgesetzt werden. Damit dieses Modell funktionieren kann, ist es also erforderlich, dass beide Partner keinen Groll gegenüber dem anderen hegen, wenn man während dieser Zeit allein die familiären Aufgaben übernehmen muss, dies beruht schließlich auf Gegenseitigkeit und ist keine Einbahnstraße.

Sollte es Ihnen trotzdem schwerfallen, den entspannenden Partner in greifbarer Nähe zu haben und ihn nicht zu unterbrechen, dann organisieren Sie es ruhig so, dass während dieser Zeit eine räumliche Trennung herrscht: Entweder dieser Partner unternimmt außerhalb der eigenen vier Wände etwas oder der andere organisiert einen schönen Ausflug zusammen mit dem Baby. Andererseits muss festgelegt werden, wer wann eine Auszeit nimmt und wie lange: Es müssen eventuell weitere Vorkehrungen getroffen werden, beispielsweise das Hinzuziehen der Großeltern, wenn der Partner höchstwahrscheinlich Hilfe benötigen wird, deswegen sollten Sie ein paar Tage im Voraus planen oder vielleicht sogar regelmäßige Zeiten festlegen. Sich an diese Situation zu gewöhnen, mag Zeit und auch viel (innere) Geduld benötigen, aber wenn es so weit ist, dann wollen Sie es nicht mehr missen.

So können Sie sich nun jeweils für sich verwirklichen, können neue Kraft tanken und sind ausgeglichener. Sie laufen nicht Gefahr, sich selbst als eigenständiger Mensch in dem Beziehungsgefüge und den Rollen des Partners und Vaters zu verlieren, obwohl Sie zu gleichen Teilen ein Individuum sind. Sie fühlen sich zusätzlich wertgeschätzt und freuen sich danach umso mehr darauf, wieder Zeit mit Ihren Liebsten zu verbringen.

KIND, KÜCHE, KARRIERE?

Nun ist es an der Zeit, erneut die Rollenverteilung in der Beziehung zu betrachten. Durch das Baby sind nun so einige Aufgaben zu Ihrem Alltag hinzugekommen, die es zu schultern gilt. Sie werden sich mit Sicherheit schon vor einigen Monaten mit Ihrer Partnerin zusammengesetzt und ein Modell entworfen haben, das Ihre Aufgabenverteilung klärt. Wer nimmt wie lange Elternzeit und wie ist das weitere berufliche Leben geplant? In vielen Fällen ist es immer noch so, dass die Frauen einen Großteil der Elternzeit nehmen und anschließend in Teilzeit arbeiten gehen, oft nur mit der Hälfte der Stunden.

Währenddessen gehen ihre Männer – wenn sie dann ihren kurzen Anteil der Elternzeit hinter sich gelassen haben – wieder in Vollzeit arbeiten und erklimmen vielleicht sogar noch munter die Karriereleiter. Die Gründe für diese Verteilung können vielseitig sein: Der Mann verdient besser und es gibt demnach weniger Einbußen, wenn die Frau ihre Stunden reduziert; ein anderer Grund wäre die gesellschaftliche Erwartungshaltung, die Mutter müsse möglichst vollumfänglich für ihr Kind da sein, gerade während der ersten Monate.

Stellen Sie aber das von Ihnen gewählte Modell immer nochmal infrage: Warum haben Sie diese Verteilung so gewählt? Weil Sie damit beide wirklich zufrieden sind und sich optimal verwirklichen können oder weil Sie durch die Gesellschaft den Drang dazu verspürt haben? Vielleicht haben Sie sich auch an Ihren Eltern, Freunden oder anderen Vorbildern orientiert, die die Elternzeit und die Rollenverteilung auf eine bestimmte Art und Weise absolviert haben und Sie es diesen Leuten gleichtun wollen, weil sie damit Erfolg hatten und glücklich waren.

Ein guter Rat oder positive Beispiele sind natürlich immer sehr hilfreich, aber dieses Thema ist zu heikel, um sich nur blind an anderen zu orientieren und auf das Beste zu hoffen – schließlich gibt es dort kein Wunderrezept, was Sie befolgen können und dann sind sowohl Sie als auch Ihre Partnerin voll und ganz zufrieden. Denn um das zu erreichen, ist eine genaue Abwägung zwingend notwendig. Dabei müssen alle beteiligten Aspekte sorgfältig abgewogen werden: Zeit mit dem Kind, Geld, eventuelle Karriereträume.

Stellen Sie sich also zuerst die Frage, die im Vordergrund stehen sollte: Wie viel Elternzeit möchte jeder der Partner nehmen? Soll eine gerechte 50:50-Teilung stattfinden oder soll eine andere Lösung gefunden werden? Es kann der Fall eintreten, dass die Frau den Großteil der Elternzeit in Anspruch nehmen möchte und sich wünscht, dass der Mann möglichst schnell und umfangreich seine Arbeit wieder aufnimmt, da ihm scheinbar alle Türen offenstehen und er so viel Geld verdient, dass sie dafür freiwillig zurücksteckt und ihm den Großteil der finanziellen Versorgung überlassen möchte. Je nach Ihrer persönlichen Situation, könnte Ihnen das bekannt vorkommen. Dieses Modell kann auch durchaus Sinn machen und die Frau wäre damit zufrieden - doch wie sieht es bei Ihnen aus? Viele Männer orientieren sich bei der Verteilung der Elternzeit zunächst an Ihren Frauen: Prescht sie nach vorn und äußert, dass sie gern 30 Monate nehmen möchte, so geben sich viele Männer mit den verbleibenden 6 zufrieden. Im Nachhinein bereuen es dann jedoch viele und wünschten sich, dass sie doch nur länger bei Ihrem Schützling geblieben wären, gerade wenn es vielleicht das einzige Kind bleiben sollte.

Während der Zeit, die sie auf Arbeit verbracht haben, aber insgeheim lieber zu Hause geblieben wären, könnten sie so wichtige Meilensteine verpasst haben: Das Kind sagt sein erstes Wort, lernt laufen, erkundet seine Umwelt. Natürlich freut man sich als Vater trotzdem genau so sehr über die freudigen Schilderungen seiner Partnerin, aber die unterschwellige Enttäuschung, dass man nicht selbst dabei sein konnte, kann man nicht abstellen. Scheuen Sie sich also nicht davor, sich dafür einzusetzen, so viel Zeit mit Ihrem Kind zu verbringen, wie Sie sich wünschen – ob es nun 3 Monate sind oder 30. Ist nun die Verteilung der Elternzeit für beide Partner optimal geklärt, muss abgewogen werden, wie es danach weitergeht. Auch wenn ein Arbeitsverhältnis in Teilzeit eine gute Alternative darstellt, so bringt es durchaus einige Nachteile mit sich, die es abzuwägen gilt. So sollten Sie bei der Entscheidungsfindung auch zugunsten Ihrer Frau denken: Weniger Stunden bedeuten weniger Verdienst, ergo weniger Rente auf lange Sicht.

Außerdem ist es auch in der heutigen Zeit noch äußerst schwierig, in Teilzeit Führungspositionen zu übernehmen. Die Gesellschaft befindet sich zwar in einem langsamen Wandel, der auch solche Konstellationen für Mütter ermöglicht, jedoch steht diese Möglichkeit bisher nur einem Bruchteil der Frauen zur Verfügung. Männern gegenüber sind viele Arbeitgeber in dieser Hinsicht toleranter, was den Weg für eine gute Alternative ebnet: Wenn beide Partner nach der Geburt ihre Karriere weiterverfolgen wollen, könnten beide eine Teilzeit anstreben, die dafür noch relativ nah an einer Vollbeschäftigung liegt. So muss nicht ein Partner 40 und der andere 20 Stunden arbeiten, sondern beispielsweise beide 32 – es bleibt mehr Zeit für die Betreuung des Kindes, aber die finanziellen Einbußen (auch in Hinsicht auf die Rente) fallen nicht so hoch aus und auch der Karriere steht in vielen Fällen nichts entgegen. Auch eine Brückenteilzeit kann sinnvoll sein: Sie vereinbaren mit Ihrem Arbeitgeber einen bestimmten Zeitraum, in dem die Stunden reduziert werden und anschließend kehren Sie wieder in ein Vollzeit-Arbeitsverhältnis zurück.

Haben Sie nun die optimale Verteilung gefunden und sind zufrieden, das Kind ist bestens betreut und versorgt, aber dennoch ist es von Zeit zu Zeit sehr stressig und andere Sachen (wie beispielsweise der Haushalt) bleiben auf der Strecke? Denken Sie über Alternativen wie eine Tagesmutter oder auch Hilfe durch Freunde und Verwandtschaft nach, die Ihnen unter die Arme greifen können, bevor Sie Ihr Arbeitszeitmodell wieder umwerfen – dies sollte der letzte Schritt sein. In der Regel sind es nur die ersten Monate, die aufgrund der Umgewöhnung etwas holprig werden, aber mit der Zeit wird sich das einpendeln und Sie werden die Vorteile davon genießen können, dass Sie alle Aspekte des Familienlebens optimal balancieren und kein Partner zu kurz kommt.

DIE ENTWICKLUNG DES KINDES IM ERSTEN JAHR

Besonders in seinem ersten Lebensjahr wird Ihr Kind so rasante Entwicklungssprünge machen, dass Sie sich hin und wieder fragen, wo die Zeit nur geblieben ist: Gefühlt hielten Sie gestern noch das kleine Neugeborene im Arm, das kaum die Augen öffnen konnte, und heute rutscht Ihr Schützling munter über den Boden und brabbelt die ersten Worte vor sich hin. Die folgende Übersicht wird Ihnen verdeutlichen, was Sie in den ersten 12 Monaten zu erwarten haben:

Monat 0 - 3

Im ersten Quartal seines Lebens zeigen sich bereits die ersten Reflexe: So wird es versuchen, Ihren Finger zu greifen, wenn Sie die kleinen Händchen berühren. Es interessiert sich zunehmend für sein Umfeld und dreht den Kopf, um verfolgen zu können, was um es herum gerade passiert. Auch ein Lächeln zeigt sich ab und zu auf seinem Gesicht. Im dritten Monat kommen dann zusätzliche Empfindungen wie Traurigkeit und Wut hinzu. Es kann leichte Gegenstände kurz festhalten, die Nackenmuskeln sind auch mittlerweile so weit ausgebildet, dass es den Kopf in Bauchlage anheben und ihn generell aufrecht halten kann. Nun wird es auch zunehmend lauter und aktiver: Es entdeckt und testet seine eigene Stimme und reagiert mit Lauten, wenn es angesprochen wird.

Monat 4 - 6

Mittlerweile hat es sich gefestigt, auf die Ansprache zu reagieren und es kann seinen Namen verinnerlichen. Der Greifreflex wird weiter ausgebaut, es greift nunmehr mit beiden Händen zu, kann gezielt Sachen in die Hand nehmen oder gibt Dinge von einer Hand in die andere. Ist es in der Bauchlage, kann es sich auf seinen Ellenbogen (im 6. Monat sogar auf den Händen) abstützen und lernt, sich zu drehen. Der Kopf kann nun frei bewegt werden, egal, in welcher Lage es sich befindet. Die Sprache besteht nicht mehr nur aus Vokalen, erste Silben lassen sich heraushören. Liegt das erste halbe Jahr nun hinter ihm, bilden sich bereits die ersten Zähnchen.

Monat 7 - 9

Mittlerweile kann Ihr Kind immer schärfer sehen und beginnt mit der visuellen Erkundung seiner Umwelt. Am liebsten möchte es alles sehen und seiner Neugier nachgehen, was in den ersten Fortbewegungsversuchen resultiert. Die Motorik verfeinert sich zunehmend, es greift nun auch nur mit einer Hand zu, anstatt beide benutzen zu müssen. Im 8. Monat lernt es dann den sogenannten Scherengriff, wobei es Dinge zwischen den unteren Teilen von Daumen und Zeigefinger einklemmt, um sie länger und sicherer festhalten zu können.

Gibt man ihm einen Behälter in die Hand, beispielsweise eine kleine Tasse mit Wasser, so kann es diese umkippen und entleeren. Außerdem beginnt es spätestens zu diesem Zeitpunkt mit dem Fremdeln, dies sollte aber keinen Grund zur Sorge darstellen, es ist lediglich ein weiterer wichtiger Schritt in seiner Entwicklung und zeugt von einer starken Bindung: Da das Kind nun immer besser sehen kann und dadurch mit einer Vielzahl an neuen Eindrücken konfrontiert wird, ist es schnell überfordert oder ängstlich.

Es kann auch Gesichter zuordnen und Sie als Eltern nun auch visuell identifizieren, fremde Gesichter hingegen sind ihm nicht geheuer – es wird sich nun zu Ihnen wenden und Schutz suchen, da es gelernt hat, dass Sie ein sicherer Hafen sind und es vor eventuell gefährlichen Situationen schützen werden. Sie sollten daher nicht versuchen, ihm das Fremdeln abzugewöhnen und lieber als Vorbild agieren. Hier ist es wichtig, einen Mittelweg zu empfinden und das Kind weder zu sehr behüten noch zu sorglos sein und ihm beizubringen, dass es vor nichts und niemandem Angst haben muss. Sie sollten lieber der Beschützer im Hintergrund sein, der dem Kind zu verstehen gibt, dass er immer da ist und es beschützt, während es seinem Tatendrang nachgeht und die Welt erkunden darf.

Mit dem Ablauf des 9. Monats wird es zudem erste Zusammenhänge erkennen („Drücke ich auf diese Taste meines Spielzeugs, ertönt Musik.“) und sich an Dinge erinnern können, die aus seinem Sichtfeld verschwunden sind (z. B. ein Kuscheltier, das unter einer Decke versteckt wird).

Monat 10 - 12

Das Kind ist in der Lage, sich selbstständig hinzusetzen und auch sitzen zu bleiben, ohne umzukippen. Zudem muss es nicht mehr zwingend gefüttert werden und isst selbstständig. Es kann außerdem immer besser zugreifen: Auf den Scherengriff folgt zunächst der Pinzettengriff, bei dem es Gegenstände weiter vorn, also zwischen den gestreckten Fingern hält. Ungefähr im 11. Monat erlernt es dann den Zangengriff, was es ihm ermöglicht, Dinge gezielter zu fassen, da es nun die Finger krümmt und die Fingerspitzen sich auf gleicher Höhe treffen.

Damit kann es nun beispielsweise auch eigenständig umblättern, wenn man ihm ein Buch zeigt. Es hat auch genug Kraft, um sich zum Stehen hochzuziehen. Langsam beginnt es auch, die ersten Schritte zu setzen. Außerdem kann Ihr Kind sich bereits besser ausdrücken: Es formuliert die ersten Worte, winkt oder schüttelt auch den Kopf, wenn es etwas nicht möchte. Mit der Vollendung des ersten Lebensjahres ist seine Sehschärfe nun bereits bei 50 % angelangt, ist doppelt so schwer wie bei seiner Geburt und 1,5-mal so groß.

III. Wenn es turbulent wird…

DER BABY-BLUES

Bei dem weit verbreiteten Baby-Blues handelt es sich um eine leichte depressive Verstimmung, die sowohl Ihre Partnerin als auch Sie selbst betreffen kann. Er tritt in der Regel kurz nach der Geburt auf, ist jedoch meist auch schnell wieder überstanden und erfordert keine ärztliche Überwachung. Die Gründe dafür können vielseitig sein: Bei Ihrer Frau vor allem der Hormonabfall, ansonsten aber auch der Stress, Schlafmangel oder eventuelle Schwierigkeiten bei der Entbindung, die erst noch psychisch verarbeitet werden müssen.

Die Symptome des Baby-Blues variieren unter den Geschlechtern: Während er sich bei Müttern oft durch Ängstlichkeit, teils unerklärliches und spontanes Weinen oder auch starke Stimmungsschwankungen äußert, sind Väter eher von Angststörungen betroffen. Sie sind verunsichert im Umgang mit dem Baby, fürchten Fehler, fühlen sich überfordert oder vernachlässigt. Um diese depressive Verstimmung aus eigener Kraft zu bewältigen, ist ein reger Austausch mit Ihren Mitmenschen vonnöten. Einerseits mit Ihrer Partnerin, wenn Sie die Situation zu sehr überfordert und Sie die Anforderungen der festgelegten Rollenverteilung nicht erfüllen können, ohne dass die Psyche darunter leidet.

Andererseits sind auch Gespräche mit anderen frischgebackenen Eltern sehr hilfreich, beispielsweise aus dem Freundeskreis oder Bekanntschaften (vielleicht ja aus dem Geburtsvorbereitungskurs). Diese müssen vielleicht sogar genau die gleichen Probleme wie Sie selbst bewältigen oder haben diese bereits hinter sich gelassen – diese Gespräche können als Stütze dienen, aber auch selbst wenn Sie keinen guten Rat daraus mitnehmen können, so tut es gut, mit neutralen Personen über die eigenen Ängste und Sorgen zu reden.

Wichtig ist aber, dass Sie die Dauer dieser Verstimmung genau im Blick behalten: Hält sie länger als drei Wochen an, so kann es sein, dass aus dieser bereits eine depressive Störung oder auch (bei Ihrer Frau) eine postpartale Depression oder sogar Psychose geworden ist, die dringend eine psychologische Behandlung erfordert.

WENN ÜBERLASTUNG IHNEN JEGLICHE KRAFT RAUBT

Hinzu kommt die erhebliche Belastung, die jedes Elternpaar auf die Probe stellt. Beide Partner sind chronisch übermüdet, haben dadurch allein schon wesentlich weniger Energie zur Verfügung als sonst und der Rest davon ist auch schnell aufgebraucht. Das Baby schreit hysterisch, nebenbei muss die Wäsche aufgehangen werden und aus der Küche dringt ein unangenehmer Geruch, da Sie vor lauter Stress vergessen haben, dass Sie noch etwas auf dem Herd haben – nur ein kleines Szenario, was so oder ähnlich fast täglich vorkommt und an den Nerven zehrt.

Viele Eltern kriechen deshalb ohnehin schon auf dem Zahnfleisch, aber kommen nun noch zusätzliche Faktoren wie Geldsorgen oder andere gesundheitliche Probleme hinzu, so wird der Grad zwischen „normaler" Belastung als Elternteil und schwerwiegenden psychischen Folgen wie einem Burnout oder Depressionen immer schmaler.

Gerade alleinerziehende Elternteile sind dahingehend einem größeren Risiko ausgesetzt, was aber Elternpaare nicht automatisch schützt: Gerade wenn einer der Partner wieder arbeitet und zum Wohle seiner Familie vielleicht sogar regelmäßig Überstunden ableistet, entsteht oft eine gefährliche Konstellation. Der Partner, der mit dem Kind zu Hause ist, muss während dieser Zeit sämtliche Aufgaben rund um Kind und Haushalt allein übernehmen, was sich gerade in der Anfangszeit als sehr schwierig gestaltet, da man das Baby für keine Sekunde unbeaufsichtigt lassen darf. Kommt der andere Partner dann nach seinem langen Arbeitstag nach Hause, muss dieser oft einspringen und den anderen ablösen, da dieser mittlerweile völlig erschöpft ist. Doch auch der arbeitende Teil ist gestresst und kann sich so nun nicht ausruhen.

Hält dieser Zustand über eine längere Zeit an, wird es schwerwiegende Folgen nach sich ziehen können: Keiner der Partner kann wirklich entspannen, sie stehen ununterbrochen unter Strom. Der Geduldsfaden und die Bereitschaft zu einer gesunden Kommunikation schwinden zunehmend – optimaler Nährboden für Vorwürfe („Du lässt mich mit dem Kind allein.", „Ich gehe wegen dir nur noch arbeiten und kann nicht mehr." ...). Die Beziehung des Elternpaares zueinander leidet massiv, was das Kind auch deutlich spürt und davon ebenfalls negativ beeinflusst wird. Doch wie kann man aus diesem Teufelskreis ausbrechen oder ihm vorbeugen?

Zunächst sollten Sie gemeinsam überlegen, ob Sie einige der anfallenden Aufgaben auslagern können, um den zeitlichen Druck zu verringern. Soll das Kind in die Krippe oder den Kindergarten gehen oder ist eine regelmäßige Betreuung durch eine Tagesmutter oder die Großeltern möglich? Kann der Haushalt vielleicht ab und an von einer Putzkraft übernommen werden? Sollten in letzterem Fall wieder Geldsorgen einen Strich durch Ihre Rechnung machen, so ist es auch sinnvoll, die berufliche Situation zu überdenken.

Befindet sich der arbeitende Partner vielleicht in einem Arbeitsverhältnis, in dem er viel weniger Geld verdient, als ihm mit seiner Qualifikation eigentlich zustehen würde? Unter Umständen lohnt sich eine Verhandlung mit dem Arbeitgeber oder auch die Suche einer neuen Stelle, bei der der Partner angemessen bezahlt wird – so fallen vielleicht sogar zusätzliche Überstunden weg und es ist mehr Zeit für die Familie vorhanden. Sollte dies aber entweder keine Abhilfe schaffen oder stellt keine Option für Sie dar, dann sollten Sie eine Eltern-Kind-Kur in

Betracht ziehen. Ob Sie als Vater die Kur gemeinsam mit Ihrem Schützling antreten oder doch lieber die Mutter fahren soll, ist gänzlich Ihnen überlassen – Anspruch haben Sie beide gleichermaßen, wenn Sie unter dem Druck der Belastung zusammenzu–brechen drohen. Sie müssen sich auch keineswegs dafür schämen, eine Kur zu beantragen oder anzutreten, auch wenn es einige hämische Kommentare Ihrer neunmalklugen Mitmenschen geben mag. Zählen sollte ausschließlich Ihr eigenes Wohl und das Ihres Kindes und um dies zu bewerkstelligen, sollten Sie diese Hilfe auch beanspruchen, wenn die Krankenkasse es zulässt. Während dieser meist drei-wöchigen Kur erhalten Sie qualifizierte Hilfe bei der Bewältigung familiärer Probleme aller Art und werden von Ärzten, Therapeuten und anderen Fachleuten unterstützt. Auch Zeit für Besuche ist vorhanden, damit Sie Ihre Partnerin auch zwischenzeitlich sehen können.

Geben Sie sich also nicht kampflos geschlagen, wenn Sie merken, dass die Belastung langsam zur Überlastung mutiert, und nehmen Sie Hilfe an – es ist nicht verwerflich, wenn Sie mit Ihrer eigenen Kraft an Ihre Grenzen stoßen. Sie müssen niemandem etwas beweisen, also hören Sie auf Ihren Körper und pflegen Ihre Gesundheit.

ERZIEHUNG – ABER WIE?

Es kann nun sein, dass Sie meinem vorherigen Rat gefolgt sind, sich mit Ihrer Partnerin zusammengesetzt und festgelegt haben, wie die Erziehung verlaufen soll. Sie tun Ihr Bestes, um dies auch in die Tat umzusetzen, aber trotzdem stoßen Sie nun bei Ihrem Sprössling auf Widerstand, den Sie so nicht erwartet hätten und sind langsam mit Ihrem Latein am Ende? Dazu lässt sich zunächst festhalten, dass das nicht zwingend bedeuten muss, dass Sie es falsch erziehen. Kinder verfügen über bestimmte Wesensmerkmale, die sie mit ihren Genen vererbt bekommen haben und die von der Erziehung unabhängig sind.

Es muss also noch nichts heißen, wenn Ihr Kind ein starkes Temperament vorweist. Zeigt es aber zunehmend Aggressionen oder sonstige Verhaltensauffälligkeiten, so sind andere Faktoren mit im Spiel: Meist gibt es zusätzliche Störfaktoren in Ihrer Beziehung zu dem Kind. So schwer es Ihnen auch fallen mag – betrachten Sie das eigene Verhalten kritisch. Kinder sind wie ein Spiegel, sie reflektieren das eigene Verhalten. Denkt man also näher darüber nach, warum es sich unangemessen gegenüber Ihnen verhält, so lassen sich vielleicht Verhaltensmuster erkennen, die Sie ihm gegenüber zeigen. Ändern Sie dementsprechend Ihren Umgang mit dem Kind, so wird es Ihnen gleichtun und das Problem wird sich mit der Zeit lösen. Bedenken Sie immer: Ihr Sprössling ist kein Stück Ton, das Sie nach Belieben modellieren können, wie es Ihnen passt. Es ist ein eigenständiger Mensch und um ihm bei einer positiven Entwicklung zu helfen, ist gegenseitiger Respekt und ein anständiger Umgang miteinander unabdingbar. Kein Kind ist ausschließlich von sich aus respektlos oder ungehorsam zu seinen Eltern, sondern passt sich nur der Umgangsform an.

Nachfolgend habe ich vier gängige Fälle aufgelistet, die vielen Eltern in den ersten Jahren Kopfzerbrechen bereiten und wie man sie bestmöglich bewältigen kann:

1. Das Kind befolgt meine Regeln nicht. Wenn man mit anderen Menschen über die Erziehung eines Kindes spricht, so ist oft die Rede davon, dass man ihm Freiheiten geben und es bloß nicht zu sehr einschränken soll, um Eigenständigkeit zu lernen. Doch Kinder brauchen auch Orientierung durch die Eltern, die es an die Hand nehmen und ihm von Zeit zu Zeit sagen: „Das kannst du alles tun, aber hier ist Schluss." Konsequenz ist dabei der Schlüssel. Viele Eltern knicken viel zu schnell ein, wenn ihr Kind sich gegen die Regeln sträubt und sich unbedingt durchsetzen möchte – es ist einfach, der kleine Rebell gibt schneller Ruhe und wird sich in diesem Moment riesig freuen, dass Sie nachgegeben haben. Viele fürchten auch das klassische „Ich hasse dich!", gefolgt von einem stürmischen Abgang mit anschließendem Türenknallen, wenn man hart bleibt. Diese Gefühlsausbrüche, ob nun positiv oder negativ, sind jedoch nur temporär und schnell vergessen. Wenn Sie dem Kind also alles durchgehen lassen und Ihre eigenen Regeln dadurch regelmäßig selbst mit Füßen treten, fördern Sie dieses Verhalten nur. Kinder brauchen Eltern, die sie in die Schranken weisen, sie suchen regelrecht den Konflikt und wollen sehen, wie weit sie gehen können. Schreiten Sie aber gar nicht ein, so wird Ihr Kind immer neue Mittel und Wege suchen, um Sie zu provozieren und eine Auseinandersetzung zu erzwingen.

Die Lösung: Aus dieser Situation heraus gibt es keinen anderen Weg als Konsequenz. Sowohl Sie als auch Ihre Partnerin müssen lernen, standhaft zu bleiben, egal, wie sehr das Kind auch schreien und toben mag. Fragen Sie sich außerdem, falls Sie oft klein beigeben, was der Grund dafür sein könnte. Wollen Sie einen anti-autoritären Erziehungsstil erfolgen? Haben Sie Angst, dass Ihr Kind Sie wirklich hassen könnte, wie es bereits lautstark geäußert hat? Die Gründe können vielfältig sein, aber seien Sie gewiss: Ihre Sorgen sind unbegründet. Sie können durch konsequentes Handeln Ihrem Kind nicht schaden, ganz im Gegenteil. Es hat auch keinen Einfluss auf den Erziehungsstil, denn den Rückhalt durch standfeste Eltern braucht ein Kind so oder so – man kann es auch so sehen, dass das Kleine ansonsten gar nicht erst zugänglich für die Erziehungsmaßnahmen wäre, wenn es seine Eltern nicht respektiert.

2. Mein Kind ist zu ängstlich. Hier liegt das Problem darin, dass der kleine Schützling sich kaum etwas allein traut – an unbesorgtes Schaukeln ist gar nicht erst zu denken. Bedingt wird dies durch Sie als Eltern. Sind Sie ständig besorgt, dass Ihrem Kind etwas zustoßen könnte und wollen es am liebsten gar nicht aus den Augen lassen? Es mag ja schön und gut sein, das eigene Kind behüten zu wollen, aber eben nur bis zu einem bestimmten Grad. Gerade mit dem Eintritt in die Grundschule können massive Probleme entstehen, da diese mit einer beginnenden Loslösung von den Eltern verbunden ist: Infolgedessen ist das Kind zutiefst verunsichert und glaubt, dass es diese Hürde nicht meistern kann. Einfach, weil es ihm nicht anders beigebracht wurde. Dies kann schnell zu einer regelrechten Schulphobie ausarten.

Die Lösung: Ändern Sie zuerst Ihre Denkweise. Kinder sind keine hilflosen Wesen, die ständige Überwachung (zumindest nicht mehr im Vorschulalter) benötigen, da sie sonst sterben könnten. Verabschieden Sie sich von diesen Horrorvorstellungen und geben Sie Ihrem Kind die Chance dazu, die Welt zu erkunden – nur so kann es zu einem selbstbewussten und selbstständigen Menschen heranwachsen. Lernen Sie, Abschied zu nehmen und sich über die kleinen Meilensteine zu freuen, anstatt die Stirn zu runzeln, weil ja XY hätte passieren können. Achten Sie auch unbedingt darauf, wie Sie mit dem Kind reden und zeigen ihm dadurch, dass Sie ihm vertrauen. Ermutigen Sie es also, loben Sie es und glauben Sie ganz offen, dass Ihr Kind es schaffen wird und es wird diese Hürde mit Bravour meistern – ganz allein. Ist aber jeder zweite Satz „Pass bloß auf!", so wird es irgendwann daran glauben, dass Sie ihm nicht vertrauen und dass es diese Sache wirklich nicht kann, sonst müssten Sie das nicht ständig wiederholen.

3. Mein Kind ist aggressiv. Dass Kinder aggressiv werden und dies in regelrechten Wutausbrüchen äußern, hat oft damit zu tun, dass sie über lange Zeit Frustration angestaut haben und nicht mehr anders konnten, als diese zu äußern. Sie sollten sich nun fragen, wie eigentlich die Streitkultur in Ihrer Familie aussieht. Sind Sie oder Ihre Partnerin sehr harmoniebedürftig und streiten nie wirklich offen, weil Sie Angst vor der Auseinandersetzung haben? Zu viel Streit, gerade vor dem Kind, ist natürlich kontraproduktiv – zu wenig Streit ist es aber ebenso - das bedenken die Wenigsten.

Die Lösung: Wenn Sie Ihrem Kind bisher vermittelt haben, dass es bloß nicht streiten oder die negativen Emotionen herauslassen soll, dann ermutigen Sie es künftig zu Auseinandersetzungen (Auseinandersetzungen, nicht Gewalt oder Aggressivität!). Sprechen Sie Ihrem Kind nicht das Ventil ab, das es benötigt, um diese Emotionen bewältigen zu können, denn nur durch die pure Vermeidung von Streitsituationen lösen sich diese noch lange nicht in Luft auf. Ermutigen Sie es, seinen Unmut zu äußern und anschließend eine Lösung finden zu können. Und ganz wichtig: Dadurch zeigen Sie dem Kind, dass es in Ordnung ist, die eigenen Bedürfnisse auszuleben, da diese ganz natürlich sind. Es fühlt sich anerkannt und hat nicht länger das Gefühl, dass seine Frustration falsch ist, nur weil Sie von ihm erwarten, dass es sie nicht herauslässt.

4. Mein Kind verweigert sich seinem Erfolg. Damit ist gemeint, dass das Kind meist sehr gute Noten mit nach Hause bringt oder auch privat bei seinem Hobby mit Bestleistungen und Ehrungen glänzt. Doch dann folgt irgendwann die Wendung, es will sich partout nicht mehr anstrengen und lässt alles schleifen. Das hat oft damit zu tun, dass das Kind die Erwartungen seiner Eltern nicht mehr erfüllen kann oder möchte. Die vorherigen Erfolge waren also vielleicht weniger das Resultat seines freien Willens, sondern mehr das des krampfhaften Bedürfnisses, die Eltern stolz zu machen. Genau da liegt der Fehler, den viele Eltern machen: Sie projizieren die eigenen Versäumnisse oder Träume auf ihren Nachwuchs, da dieser es ja viel weiter bringen könnte. Dadurch wird dem Kind jedoch jegliche Eigenständigkeit aberkannt, seine Interessen und Talente fallen hinten runter. Klein Lena wird so vielleicht von ihrer musikalischen Mutter zum Klavier- und Ballettunterricht geschickt, obwohl sie viel lieber Karate machen würde. Oder Max wird auf das Gymnasium geschickt und immer mehr Richtung Jura-Studium gedrängt, obwohl er sich kein bisschen dafür interessiert und seine Leidenschaft im Handwerk liegt.

Die Lösung: Ermöglichen Sie Ihrem Kind, seine Leidenschaft zu finden, aber überlasten Sie es nicht. Natürlich kann es sein, dass Sie im Laufe der Jahre einige Hobbies durchlaufen müssen, eh das richtige gefunden ist. Lassen Sie sich dabei aber Zeit, kein Kind braucht einen so vollen Terminplan, dass vor lauter Fechtstunden und Musikschule keine Zeit mehr zum Spielen und wirklich Kindsein übrigbleibt. Beobachten Sie Ihr Kind auch genau: Ist es wirklich glücklich mit dieser Aktivität oder ist es eher gleichgültig, versucht aber, Ihnen zuliebe die Fassade aufrechtzuerhalten? Fragen Sie sich auch, ob Sie Ihre Wünsche auf Ihr Kind projizieren – wenn ja, dann ist es an der Zeit, sich selbst zu verwirklichen, anstatt sehen zu wollen, dass andere Ihren Traum leben.

BEZIEHUNGSTIEF

Auch wenn Sie und Ihre Partnerin alles daransetzen, die Beziehung aufrechtzuerhalten und wieder als Paar zu alter Stärke zurückzufinden, so kann es auch passieren, dass alle Mühen scheinbar vergeblich sind und es stärker und länger kriselt, als Ihnen lieb ist. Das ist auch keineswegs ungewöhnlich: Die Nerven liegen blank, beide Partner sind übermüdet und schnell reizbar.

Zeit für Zärtlichkeiten gibt es zunächst nicht wirklich und wenn sich dann doch mal ein Zeitfenster öffnet, bei dem Sie ungestört sind, dann wollen Sie es am liebsten nutzen, um Probleme auszufechten? Weiterhin kommen vielleicht Enttäuschung als Resultat von überhöhten Erwartungen, aber auch verdrängte und ungelöste Probleme noch aus der Zeit vor der Schwangerschaft hinzu. Doch diese brenzlige Situation ist keineswegs ausweglos, Sie beide müssen nur ein paar wichtige Grundregeln im Umgang miteinander einhalten: Zunächst müssen Sie für Ihre Partnerin ein sicherer Hafen sein, der ihr den Rücken stärkt und sie wieder aufbaut, wenn es ihr schlecht geht – selbst wenn Sie den Grund dafür nicht immer nachvollziehen können. Bedenken Sie auch die

Hormonumstellung und den zusätzlichen Stress und nehmen Sie es nicht gleich persönlich, wenn Ihre Liebste sich im Tonfall vergreift oder der ein oder andere unschöne Satz fällt. Natürlich müssen Sie sich nicht ausnahmslos alles gefallen lassen, aber bringen Sie trotzdem ein hohes Maß an Verständnis mit.

Ihre Partnerin hingegen darf nicht den Fehler machen, sich komplett auf das Baby zu fixieren und dabei nichts und niemanden an sich heranzulassen – so würden auch Sie ausgegrenzt werden. Wichtig ist auch, dass Sie sich gegenseitig keine Vorwürfe für Komplikationen machen. Für Sie beide ist diese Situation noch ungewohnt und Sie müssen erst den richtigen Weg finden, um sie zu meistern.

Das geht bekanntermaßen nur zusammen, also machen Sie sich immer wieder bewusst, dass Sie als Eltern eine Einheit bilden und zusammen an einem Strang ziehen müssen, anstatt gegeneinander zu arbeiten. Gehen Sie trotz allem immer respekt- und liebevoll miteinander um und pflegen Sie vor allem eine gute Kommunikation zueinander. Dazu gehören sowohl die Aufarbeitung und abschließende Bewältigung alter Probleme, der Ausdruck von Wünschen und Problemen und allen voran klare Absprachen.

Stimmen Sie jede Absicht und jeden nächsten Schritt zusammen ab, auch wenn es Sie zunächst zusätzliche Nerven kosten wird – wenn Sie erst einmal wieder in die Paarrolle hineingefunden haben und wieder perfekt miteinander harmonieren, dann funktioniert es in Zukunft von ganz allein und Sie können sich darauf verlassen, dass Sie auch ohne eine vorherige Abstimmung die Interessen des anderen vertreten und in seinem Sinne handeln. Später werden Sie wahrscheinlich gemeinsam herzhaft darüber lachen können, wie Sie diese Situation fast an den Rand einer Trennung gebracht hätte und wie unmöglich Sie sich teilweise gegenüber dem Partner verhalten haben. Gerade deshalb ist es so wichtig, sich davon nicht unterkriegen zu lassen und einmal mehr zu beweisen, wie stark Ihr Zusammenhalt ist und dass Sie gemeinsam jede Hürde meistern können.

Sollte es jedoch aus eigener Kraft nicht klappen, dann scheuen Sie sich nicht, die Hilfe von Experten in Anspruch zu nehmen: Schwangerschafts- oder Psychologische Beratungsstellen (für die einschlägigen Lebensbereiche), Familienbildungsstätten, aber auch Hebammen helfen Ihnen gern weiter und setzen alles daran, Sie beide wieder zusammenzuschweißen.

WENN NICHTS UM EINE TRENNUNG HERUMFÜHRT

Dennoch tritt manchmal der schlimmste Fall ein und die Elternteile müssen sich nach einem langen und harten Kampf um die Beziehung eingestehen, dass sie nicht mehr zu retten ist. Eine Trennung ist nicht mehr abzuwenden und mit einem Mal bricht die Flut von Sorgen über sie herein: Wie wird das Kind nun aufwachsen? Wie kann ich weiterhin ein großer Teil seines Lebens sein? Werde ich es oft sehen können? Werde ich alleinerziehend, schaffe ich das? Kann ich das finanziell schaffen?

Versuchen Sie zunächst, auch in dieser traurigen Situation einen möglichst kühlen Kopf zu bewahren. Setzen Sie sich mit der Mutter (wenn möglich) an einen Tisch und klären Sie alle wichtigen Fragen, ohne sich dabei von Ihren Gefühlen kontrollieren zu lassen. Es ist logisch, dass beide Partner verletzt, traurig oder wütend sind, jedoch steht nun das Wohl des gemeinsamen Kindes im Vordergrund.

Diese Aspekte und Regeln gilt es bei einer Trennung zu beachten und zu klären:

Rechtliche Belange, Stichwort: Sorge- und Umgangsrecht, Unterhalt. Hier ist es maßgeblich, ob Sie verheiratet waren oder nicht. In Hinblick auf das Sorgerecht teilen es sich die beiden Partner grundsätzlich, wenn sie verheiratet waren, dies bleibt auch nach einer Scheidung der Fall. Ausnahmen gibt es dann, wenn der alleinige Anspruch eines Partners vor Gericht beantragt wird. Beide Elternteile entscheiden also gemeinsam über die wichtigen Angelegenheiten, in täglichen Belangen reicht die Entscheidung des Teils, bei dem das Kind hauptsächlich lebt. Bei nicht verheirateten Paaren verfügt grundsätzlich die Mutter über das Sorgerecht, solange keine beurkundete Sorgerechtserklärung vorliegt, die den Vater zu gleichen Teilen dazu berechtigt. Trotzdem steht beiden das Recht zu, die Übertragung des alleinigen Sorgerechts zu beantragen – entschieden wird dann so, wie es das Kindeswohl am wenigsten beeinträchtigt.

Bei noch verheirateten bzw. geschiedenen Paaren haben wieder beide das Umgangsrecht und können es nach ihren Wünschen gestalten. Sollte dabei keine Einigung erzielt werden können, muss diese über das Gericht erfolgen. Auch nicht verheiratete Paare handeln beim Umgangsrecht nach dieser Vorgabe.

Die finanzielle Absicherung des Kindes hat bei der Trennung oberste Priorität, weswegen immer ein Anspruch auf Unterhalt besteht. Bei den verheirateten Paaren ist der Vater unterhaltspflichtig, die Höhe dessen richtet sich nach der „Düsseldorfer Tabelle" und ist abhängig vom Alter des Kindes und dem eigenen Einkommen. Die Ehefrauen haben außerdem einen Anspruch auf Betreuungsunterhalt bis zum 3. Lebensjahr des Kindes. Bei nicht verheirateten Partnern besteht dieser ebenfalls, jedoch gibt es bei den anderen Unterhaltsansprüchen Unterschiede, da diese rechtlich nicht geregelt sind. Wenn er gewährt wird, ist grundsätzlich der Partner unterhaltspflichtig, bei dem das Kind nicht lebt. Sollte dann der Vater zahlen sollen, so ist dies nur möglich, wenn die Vaterschaft offiziell anerkannt wird – sollte er sich aber weigern, kann dies durch eine Vaterschaftsfeststellungsklage vor Gericht erwirkt werden.

Da beiden Partnern in diesem Fall aber auch rechtlich viel weniger Möglichkeiten zustehen, ist es sinnvoll, wenn sie im Voraus einen Partnerschaftsvertrag abgeschlossen haben, der auch die Unterhaltsansprüche klar definiert. Sollte ein solche nicht vorhanden sein, ist rechtlicher Beistand in jedem Fall sinnvoll, um die finanziellen Pflichten genau abzugrenzen.

Verhaltensregeln. Auch wenn eine Trennung nicht immer glimpflich abläuft und Sie wütend auf den anderen sind, so ist es wichtig, dass Sie dies nicht gegenüber dem Kind zeigen oder es sogar in Ihre Streitigkeiten hineinziehen. Es ist kein Spielball und Sie müssen stets beachten, dass die Situation für das Kind genauso schwer ist. Wird es nun also noch zusätzlich damit belastet, kann dies schwerwiegende Folgen auf sein Wohlbefinden und seine charakterliche Entwicklung nach sich ziehen. Wie macht man es nun aber richtig, sodass das Kind möglichst gut mit dieser Situation umgehen kann?

Zunächst sollte feststehen, dass es die absolut oberste Priorität hat: Auch wenn Ihre Meinungen in jeder anderen Thematik voneinander abweichen, so sollten Sie in Bezug auf das Kind immer an einem Strang ziehen und zusammen, als elterliche Einheit, dafür sorgen, dass es ihm gut geht. Außerdem sollten Sie stets fried- und respektvoll miteinander umgehen, so hat das Kind ein gutes Vorbild und kann die Trennung leichter verarbeiten, da die Stimmung allgemein entspannter ist. Wenn nicht äußerst schwerwiegende Umstände vorliegen, sollten außerdem beide Eltern den Kontakt aufrechterhalten und dem Kind zeigen, dass man da ist und es noch genauso liebt wie zuvor – auch wenn man sich nun nicht mehr täglich sieht. Wenn Ihr Kind schon älter ist und die Situation verstehen kann (in der Regel ab dem Schulalter), sollten Sie mit ihm auch über die Trennung sprechen.

Dabei geht es nicht um Schuldzuweisungen, sondern um eine sachliche Erklärung und die Möglichkeit, dass sich auch das Kind gehört fühlt und seine Ängste und Sorgen ausdrückt. Trennungskinder haben oft mit den Gedanken zu kämpfen, dass sie für die Trennung verantwortlich sind oder sie einen Elternteil verlieren könnten, daher ist es wichtig, ihnen diese Angst zu nehmen. Sollte das Kind Schwierigkeiten mit der Verarbeitung haben, so ist eine gemeinsame Therapie oft sinnvoll – vielleicht sogar für alle, nicht nur für das Kind und einen Elternteil.

Scheuen Sie sich nicht, im Falle einer Trennung Hilfe zu suchen, sowohl juristischer als auch psychologischer Art. Die Hauptsache ist, dass das Kindeswohl geschützt wird und alle Beteiligten die Situation gut verarbeiten können, um auf Dauer zusammenzuhalten – auch wenn sich die Wege als Paar getrennt haben, bleiben Sie immer Eltern.

Schlusswort

Sie haben nun einen umfassenden Einblick in das bekommen, was Sie in nicht allzu ferner Zukunft erwarten wird. Hoffentlich konnte dieser Ratgeber Ihnen die offenen Fragen beantworten, Ängste nehmen und die Vorfreude auf Ihren Nachwuchs nur steigern, da Sie sich nun bestens gewappnet fühlen. Das Leben als Vater wird eine wunderbare Bereicherung darstellen und Sie werden schnell bemerken, dass Sie es nie wieder missen möchten.

Die schweren Zeiten voller Schlafmangel, prall gefüllter Windeln und Stress sind nur eine kleine Momentaufnahme, die aber von den freudigen Momenten verdrängt werden, die Sie gemeinsam noch erleben werden. Spätestens, wenn Ihr Kind Sie freudestrahlend anschaut und das erste Mal als „Papa" bezeichnet, werden alle Schwierigkeiten vergeben und vergessen sein. Blicken Sie also zuversichtlich und mit freudiger Erwartung in die Zukunft, halten Sie und Ihre Partnerin fest zusammen und genießen Sie die Zeit als Eltern mit all ihren Facetten.

Ich wünsche Ihnen alles Gute und viel Freude mit Ihrem Baby!

Checkliste

Was muss ich erledigen?

- [ ]
- [ ]
- [ ]
- [ ]
- [ ]
- [ ]
- [ ]
- [ ]
- [ ]
- [ ]
- [ ]
- [ ]
- [ ]
- [ ]
- [ ]
- [ ]
- [ ]

QUELLENVERZEICHNIS:

http://www.montessori-begeistert.de/2018/09/06/die-wichtigesten-grundbeduerfnisse-eines-neugeborenen/

https://oh-wunderbar.de/koerperpflege-babys/

https://www.anaesthesisten-im-netz.de/anaesthesie/geburt-und-anaesthesie/pda-zur-linderung-der-wehen-und-geburtsschmerzen/

https://www.babelli.de/geburtsplan/

https://www.babycheckliste.de/kliniktasche-check-liste.html#Ern%C3%A4hrung

https://www.babycenter.de/a20355/die-klinikgeburt

https://www.babycenter.de/a20564/geburtshaus

https://www.babycenter.de/a33158/babymassage---die-grundlagen

https://www.baby-und-familie.de/Ausstattung/Die-Wohnung-kindersicher-machen-349397.html

https://www.baby-und-familie.de/Babypflege/Richtig-Wickeln-Schritt-fuer-Schritt-erklaert-211793.html

https://www.baby-und-familie.de/Entwicklung/Wie-Babys-Greifen-lernen-532441.html

https://www.baby-und-familie.de/Geburt/Hausgeburt-Vorteile-und-Risiken-217163.html

https://www.baby-und-familie.de/Geburt/Wie-laeuft-eine-Geburt-ab-55250.html

https://www.dge.de/ernaehrungspraxis/bevoelkerungsgruppen/schwangere-stillende/handlungsempfehlungen-zur-ernaehrung-in-der-schwangerschaft/

https://www.duschenprofis.de/magazin/baby-duschen/

https://www.elternwissen.com/erziehung-entwicklung/erziehung-tipps/art/tipp/kindererziehung-wann-verwoehnen-ihrem-kind-schadet.html

https://www.eltern.de/baby/4-8-monate/sex-nach-der-geburt-realitaet.html

https://www.eltern.de/erziehungsprobleme

https://www.familienplanung.de/schwangerschaft/schwangerschafts-vorsorge/ultraschall/

https://www.gesundheit.gv.at/leben/eltern/baby/baby-blues-depression

https://www.gofeminin.de/schwangerschaft/naturliche-geburt-s4022656.html

https://www.gofeminin.de/schwangerschaft/wochenfluss-s4003646.html

https://www.hallo-eltern.de/baby/babys-kann-man-nicht-verwoehnen/

https://www.herder.de/kizz/hefte/archiv/2019/1-2019/kind-kueche-karriere/

https://www.kidsaway.de/gesundheit/hilfe-fuer-ueberlastete-eltern-mutter-kind-kur-kein-urlaub-auf-krankenschein/

https://www.kidsgo.de/familie-vaeter-10/probleme-paarbeziehung-01/

https://www.liebehebamme.de/hast-du-einen-geburtsvorbereitungs-kurs-gemacht/

https://www.netdoktor.de/baby-kleinkind/fremdeln/

https://www.netdoktor.de/schwangerschaft/saugglockengeburt/

https://www.netdoktor.de/therapien/kaiserschnitt/

https://www.netmoms.de/magazin/baby/babypflege/das-baby-einfach-und-richtig-anziehen/

https://www.netmoms.de/magazin/schwangerschaft/schwangerschaftsvorsorge/vorsorgeuntersuchungen/

https://www.onmeda.de/baby/jahr_1.html

https://www.parship.de/ratgeber/loslassen/trennung-mit-kind/

https://www.praktischarzt.de/behandlung/pda-geburt/

https://www.profamilia.de/themen/eltern-sein/sexualitaet-nach-der-geburt

https://www.rund-ums-baby.de/frauengesundheit/verhuetung-nach-der-geburt.htm

https://www.spektrum.de/news/couvade-syndrom-wenn-maenner-schwanger-sind/1316542

https://www.tk.de/techniker/magazin/life-balance/familie/bindung-macht-babys-stark/babys-nicht-schreien-lassen-2059864

https://www.unterhalt.com/unterhaltsansprueche-bei-nicht-verheirateten-paaren.html

https://www.urbia.de/magazin/baby/das-baby-richtig-halten

https://www.wickelrucksack.info/neugeborene-hygiene-und-koerper-pflege-fuers-baby/

https://www.windeln.de/magazin/baby/pflege-gesundheit/saeug-lingspflege.html

https://www.wunderweib.de/baby-schreit-5-schreiarten-und-was-sie-bedeuten-103008.html

https://www.9monate.de/schwangerschaft-geburt/entbindung-kai-serschnitt/beleghebamme-id135003.html

https://www.9monate.de/schwangerschaft-geburt/schwanger-schaft/entwicklung-mutterleib-wachstum-embryo-id140949.html

Wir danken Ihnen für Ihr Interesse und Ihr Vertrauen. Als Dankeschön dafür, haben wir eine besondere Überraschung. Wir haben einen **exklusiven Leitfaden für werdende Väter** für Sie. Und dieses erhalten Sie vollkommen kostenlos. Das klingt wunderbar? Dann warten Sie nicht lange und holen Sie sich Ihr Gratis-Geschenk.

Hier geht es zu Ihrem Gratis-Geschenk:

https://forms.gle/n2hobE4zMSVHC2Ks5

1. **Öffnen Sie die Kamera-App auf Ihrem Smartphone und richten Sie die Kamera auf den QR-Code.**
2. **Klicken Sie auf den Link, der Ihnen angezeigt wird und schon werden Sie zur Website weitergeleitet.**

Impressum

Herausgeber: Pegoa Global Media GmbH / Am Sandtorkai 27 / 20457 Hamburg
Kontakt: kontakt@pegoamedia.de
Coverbild: Shutterstock

Haftungsausschluss:
Die Nutzung dieses Buches und die Umsetzung der enthaltenen Informationen, Anleitungen und Strategien erfolgt auf eigenes Risiko. Der Autor kann für etwaige Schäden jeglicher Art aus keinem Rechtsgrund eine Haftung übernehmen. Haftungsansprüche gegen den Autor für Schäden materieller oder ideeller Art, die durch die Nutzung oder Nichtnutzung der Informationen bzw. durch die Nutzung fehlerhafter und/oder unvollständiger Informationen verursacht wurden, sind grundsätzlich ausgeschlossen. Rechts- und Schadenersatzansprüche sind daher ausgeschlossen. Dieses Werk wurde sorgfältig erarbeitet und niedergeschrieben. Der Autor übernimmt jedoch keinerlei Gewähr für die Aktualität, Vollständigkeit und Qualität der Informationen. Druckfehler und Falschinformationen können nicht vollständig ausgeschlossen werden. Es kann keine juristische Verantwortung sowie Haftung in irgendeiner Form für fehlerhafte Angaben vom Autor übernommen werden. Die bereitgestellten Analysen, Vorschläge, Ideen, Meinungen, Kommentare und Texte sind ausschließlich zur Information bestimmt und können ein individuelles Beratungsgespräch nicht ersetzen. Alle Informationen dieses Buches entsprechen dem Kenntnisstand zum Zeitpunkt des Verfassens dieses Buches. Eine Haftung für mittelbare und unmittelbare Folgen aus den Informationen dieses Buches ist somit ausgeschlossen.
Informieren Sie sich weitläufig aus unterschiedlichen Quellen und bedenken Sie, dass am Ende nur Sie für die Entscheidungen verantwortlich sind.

Haftung für externe Links:
Unser Angebot enthält Links zu externen Websites Dritter, auf deren Inhalte wir keinen Einfluss haben. Deshalb können wir für diese fremden Inhalte auch keine Gewähr übernehmen. Für die Inhalte der verlinkten Seiten ist stets der jeweilige Anbieter oder Betreiber der Seiten verantwortlich. Die verlinkten Seiten wurden zum Zeitpunkt der Verlinkung auf mögliche Rechtsverstöße überprüft. Rechtswidrige Inhalte waren zum Zeit-punkt der Verlinkung nicht erkennbar.

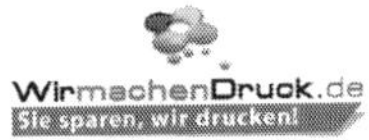